陈修园医学丛书

景岳新方砭 女科要旨

清·陈修园 撰

郑家铿　林慧光　宋李桃　陈莉莉 校注

中国中医药出版社

·北京·

图书在版编目（CIP）数据

景岳新方砭　女科要旨/（清）陈修园撰；郑家铿
等校注．—北京：中国中医药出版社，2016.5（2021.2重印）
（陈修园医学丛书）
ISBN 978-7-5132-2359-1

Ⅰ.①景…　Ⅱ.①陈…　②郑…　Ⅲ.①中国医药
学－中国－清代　②中医妇产科学－中国－清代
Ⅳ.①R2－52　②R271

中国版本图书馆 CIP 数据核字（2015）第 039514 号

中 医 药 出 版 社 出 版
北京经济技术开发区科创十三街31号院二区8号楼
邮政编码　100176
传真　010 64405721
保定市西城胶印有限公司印刷
各地新华书店经销

＊

开本 880×1230　1/32　印张 7　字数 122 千字
2016 年 5 月第 1 版　2021 年 2 月第 3 次印刷
书　号　ISBN 978-7-5132-2359-1

＊

定价　28.00 元
网址　www.cptcm.com

如有印装质量问题请与本社出版部调换（010 64405510）
版权专有　侵权必究
社长热线　010 64405720
购书热线　010 64065415　010 64065413
微信服务号　zgzyycbs
书店网址　csln.net/qksd/
官方微博　http：//e.weibo.com/cptcm
淘宝天猫网址　http：//zgzyycbs.tmall.com

陈修园医学丛书
编委会

前　言

陈念祖，字修园、良友，号慎修，福建省长乐县江田乡溪眉村人。生于清乾隆十八年（1753），卒于清道光三年（1823），终年七十岁。是清代著名医学家、教育家。

陈修园早年丧父，家境贫寒。幼时从祖父陈居廊（字天弼）读经史，兼习医学。嘉庆六年（1801）涉足仕途，最初到直隶保阳（今保定市）供职。历任河北省磁县、枣强县和威县知县、同知。嘉庆二十二年（1817）又升任直隶州知州，次年代理正定府知府。陈氏在涉足仕途的十几载光景里，以张仲景为榜样，究心民瘼，政绩显著，且念念不忘济世救人，亦官亦医。嘉庆二十四年（1819），陈修园因年老告归，时年66岁。归闽后，致力于医学，在福州的嵩山井上草堂，一面讲学，一面伏案著书，孜孜不倦。老骥伏枥，志在千里，终以医名流芳于后世。

陈修园的一生孜孜不倦，从事医学知识普及工作，业经肯定的著作有《南雅堂医书全集》（即《陈修园医书十六种》）。《南雅堂医书全集》是清代优秀中医药丛书之一，包括《灵素节要浅注》《金匮要略浅注》《金匮方歌括》《伤寒论浅注》《长沙方歌括》《医学实在易》《医学从众录》《女科要旨》《神农本草经读》《医学三字经》《时方妙用》《时方歌括》《景岳新方砭》《伤寒真方歌括》《伤寒医诀串解》《十药神书注解》十六种。其内容丰富，包括中医经典著作注解、基础理论、诊断学、方药学以及临床各科治疗学。其文字质朴洗炼，畅达优美，深入浅出，从博返约，切于实用。200 多年来流传广泛，影响深远，是中医自学与教学的重要书籍。

《医学三字经》为中医四小经典之一。由博返约，朗朗上口，易学易记，发后学之蒙，得而会喜曰"医学实在易"。医之为道，至深至浅，至难至易，雅俗共赏，他的著作近 200 年来一直对广大读者拥有惊人的吸引力并受到经久不衰的好评。关于陈氏这些中医普及性读物的作用，国医大师邓铁涛教授曾指出：新中国成立前私立中医学校入学人数不多，可是读陈修园书而当医生的甚多。我国当代的一些著名老中医，有不少就是由读陈修园的书开始学医的。由此可见，陈氏著作的作用与影响是多么深远。

《陈修园医学丛书》具有以下特点：

（1）书目选定严谨：陈修园医著深入浅出，简明实用，故问世后风行海内，翻刻重印不断。书商见陈氏之书如此畅销，便将许多非陈氏所著之书也夹杂其中以牟利，冠名"陈修园医书××种"刊行。当时书坊流行的就有十六种、二十三种、三十二种、四十八种、六十种、七十种、七十二种等。《陈修园医学丛书》选录的十六种，都是经考证甄别，为医学界公认的陈修园医著。其他如《医医偶录》一书，虽《珍本医书集成》和《长乐县志》已作为陈氏之书收录或著录，但《陈修园医学丛书》校注者考其内容与江涵暾之《笔花医镜》大同，故本着"宁缺勿滥"的原则，未予收录。

（2）校勘底本较好：陈修园的医学著述，其刊刻印行的版本之多，在中国医学史上，堪称首屈一指。与以往出版的校点本相比，《陈修园医学丛书》注重对底本的选择。如《医学三字经》所选的清嘉庆九年（1804）南雅堂藏板本，《金匮要略浅注》所选的清道光十年（1830）刻本，《金匮方歌括》所选的清道光十六年（1836）南雅堂藏板本，《女科要旨》所选的清道光二十一年（1841）刻本，《医学实在易》所选的清道光二十四年（1844）刻本，以及《灵素节要浅注》所选的清同治四年（1865）南雅堂刻本，都是陈修园医著中较早和较好的版本。

（3）出注少而精：陈修园医书行文流畅，文字简明，故《陈修园医学丛书》在注释时遵循少而精的原则。如对《伤寒医诀串解》卷三"盖少阳之气游行三焦，因胁下之阻隔，合上节之治节不行"一句中"上节"注为"应是上焦，指肺"；对《时方妙用》卷一"因风以害，即释氏所谓业风一吹金石乌有是也"句中的"业风"注为"佛家语，指不正之风"，皆为简洁明了之注。

在《陈修园医学丛书》出版之际，我们由衷感谢中国中医药出版社为传播中医药优秀著作所作出的不懈努力，期待有更多更好的中医药作品出版，让世界了解中医，国人信仰中医，学子热爱中医。

《陈修园医学丛书》编委会
2016 年 4 月

总 目 录

景岳新方砭

内容提要

　　《景岳新方砭》为陈修园的代表著作之一，约成书于嘉庆七年（1802 年）。全书共 4 卷。陈氏将张景岳自创的 186 首新方，仍分为补、和、攻、散、寒、热、固、因八阵。全书以《伤寒论》《神农本草经》等经典医籍为旨，从辨证论治，理法方药及药物加工炮制等方面逐一评说 186 方，立论通融，中肯切实，针砭"温补"时弊，有一定成效。但对景岳新方，砭多褒少，甚至有措词偏激和欠妥之处。

校注说明

　　《景岳新方砭》为清代名医陈修园所著。陈修园，名念祖，清代福建长乐人，生于公元 1753 年，卒于 1823 年，享年七十岁。

　　《景岳新方砭》，约成书于嘉庆七年（1802）。全书共 4 卷。陈氏将景岳自创的 186 首新方，仍分为补、和、攻、散、寒、热、固、因八阵。全书以《伤寒论》《神农本草经》等经典医籍为旨，从辨证论治，理法方药及药物加工炮制等方面逐一评说 186 方，立论通融，中肯切实，针砭"温补"时弊，有一定成效。但对景岳新方，砭多褒少，甚至有措词偏激和欠妥之处。

　　该书自问世以来，代有翻刻，讹误较多，今取善本校注，具体处理方法如下：

　　一、本次校注，以清同治元年（1862）务本书局刻本为底本，以清光绪十八年（1892）上海图书集成印书局本为主校本，并以清咸丰八年（1858）光霁堂刻本、清光绪三十一年（1905）上海商务印书馆校正铸本、清光绪三十四年（1908 年）上海章福记石印本为参校本，并参考其他各书进行校勘。

二、底本中确系明显之错字、俗字，或笔划小误者，均予以径改，不出校记。如系底本错讹脱衍，需辨明者，则据校本改正或增删，并出校注明。

三、底本与校本不一，而文义均通者，不出校，悉从底本；难予以肯定何者为是者，原文不动，出校注明。

四、底本与校本有异，属底本讹误，均予以校补，出注说明。

五、陈氏诠释经典著作，引用原文常系摘引，凡此情况，不增补，不出校；陈氏引录他书文句常有删节，或缩写改动，凡不失原意者，均置之不论，以保持原貌。

六、底本目录与正文内容有异者，互相增补，出校说明。

七、凡属生僻字、词，加注音及注释。

八、凡属通假字，原文不动，首见出注说明。

九、由于版式更改，原方位词，如"左"、"右"等一律改作"下"、"上"，不出注。

十、凡属书名、篇名，一律加书名号，不出注。

十一、原书卷前署名"闽吴航陈念祖修园著，男元豹道彪古愚、元犀道照灵石同校字"，一并删去，不出注。

序

以药治病而有方，方既行于世，何以砭之？以其似是而非，害经方也。经方云何？即①仲景撰用《素问》，按六经而集伊圣汤液之遗方也。医道肇于轩岐而昌明于仲景，犹尧舜之道赖之孔子。后之学者虽天分极高，总不可舍先圣范围而求新厌故也。且人可以胜人，而不可胜天。天欲明至道而垂万世，必生一至人以主之。如《灵枢》《素问》医学之全体也；《伤寒杂病论》医学之大用也。天授之书可述而不可作，作则误为新方矣！

然吾以为医学之误不始新书，而始于叔和，而新方之误尤甚于叔和者。叔和以《伤寒论》中六经括百病者，谓为冬月用，不关三时，致后人相袭相悖。虽六经之法因之而废，至今尚知推崇乎仲景。景岳生于明季，有志著书则当明经卫道，指叔和之误而正之。何其反作新方，欲驾仲景而上之？

余初得景岳《类经》，阅叶敬君序文称：景岳经、史、子、集无不研究，会稽中杰士也。意其人必能真

---

① 即：原作"耶"，据上海图书集成本改。

识仲景，可以羽翼圣经，不意其治阳虚者，不知求之太阳；阳盛者，不知责之阳明，而专主人参。欲补阴者，不知求之太阴；欲救阴者，不知取之少阴，而专主地黄。满纸之论阴论阳，依流俗之好尚，不尤甚叔和之认《伤寒论》之专为冬月而设耶？

余为景岳惜，斯不能曲为景岳讳也。尝考轩辕继天立极，与岐伯诸臣互明医道，何重民病也！汉仲景任长沙太守，慨世医之误，为轩岐阐法以开蒙昧。读其自序，又何悲悯也！古圣人推其不忍人之心，而大有造于天下万世，岂浅鲜哉？

余友陈修园治举子业，以文章著，而尤究心于《内经》《伤寒》《金匮》等书，常言医道在兹，著述颇富。仕畿辅大水后，民患温疫，施方药全活者不可胜数。目击一时方士，因陋就简，语以仲景集群圣之方法则茫然，心甚痛之。夫阳托仲景之名，而实与相反者，景岳之邪说也。圣训不明，总由邪说不辟。为邪说之最者，莫如景岳之《新方八阵》。修园取新方而砭之，宁获罪于景岳，而思有补于苍生，斯不得不于宗景岳者脑后痛下一针也。

修园出其书以示余，旋自悔其言之激而焚之。余与修园有同志，私觅其原稿，属坊友付梓而出之。俾紫不夺朱，郑不乱雅，于医道不无少补云。

嘉庆九年桂月愚弟许天霖在田氏拜题

小　引

　　景岳《新方八阵》，余友林雨苍徇时好而为歌括，属余注解。余固辞之，又力请，遂不能却。

　　考景岳用功以多为贵，昔著《类经》《质疑录①》，而《全书》六十四卷，世传出其甥手，要皆拾前人之糟粕而张大其言。斯道为之晦，而通行之套法实为之开也。

　　余即取通行之套法与经旨不戾者，借景岳之方而畅发之。景岳谓熟地补阴，即于"阴"字疏，其不能补阴处自在言外；人参补阳，即于"阳"字疏，其不能补阳处亦在言外。注之即所以砭之也，然业是道者绝少通儒，保无有读书死于句下者？且师友相传，因陋就简，谓景岳方最切时用。每出方论反借余之注解以覆空疏，竟使余寓砭于褒之意，尽为庸耳俗目所掩，可知笔墨之不可浪用也。余过矣！徐灵胎有《医贯砭》一书，谓赵氏之荒唐不足责，吕氏负一时之望而嘉之，则流毒无有已时。犹

----

①·录：原作"集"，据上海章福记本改。

赏道之罪大于为盗者，则向者之新方注解岂容姑存乎？因效徐灵胎例，著《新方砭》四卷，知者必于矛盾处鉴余之苦心焉。

嘉庆七年岁次壬戌端阳陈念祖修园题于保阳差次

目　　录

---

① 芽：原作"牙"，据光霁堂本改。

卷四

因阵

---

① 绵：原作"棉"，据光霁堂本改。

① 珠：《景岳全书·新方八阵》作"朱"。

卷　一

补　阵

大补元煎

治男妇气血大坏，精神失守，危剧等证。此回天赞化，救本培元第一要方。

本方与后右归饮出入互用。

人参补气补阳以此为主，少则用一二钱，多则用一二两　山药炒，二钱　熟地补精补阴以此为主，少则用二三钱，多则用二三两　杜仲二钱　当归二三钱，若泄泻者去之　山茱萸一钱，如畏酸吞酸者去之　枸杞二三钱　炙甘草一二钱　水二钟，煎七分，食远温服。

陈修园曰：景岳开章第一方即杂沓模糊，以启庸医混补之渐。据云气血大坏，精神失守，自非泛泛之药可以模棱幸中。景岳未读《本草经》，竟臆创臆说，曰：补气补阳以人参为主，少则用一二钱，多则用一二两；补精补阴以熟地为主，少则用二三钱，多则用二三两。自此说一开，市医俱得捷径。不知神农明人参之性，通共二十七字，以补五脏为提纲，谓五脏属阴，此物专于补阴也。仲景于汗吐下后用之，以救阴存液。如四逆汤、白通汤、通脉四逆汤等，皆回阳大剂，俱不加此阴柔之品，致阳药反掣肘而不行。自唐宋以后，少明其理，无怪景岳一人也。

至于地黄，神农有"填骨髓、长肌肉"等说。然为服食之品，非除病之药。《本草经》另特出"久服"二字，多则服至终身，少亦服至数年，与五谷之养人无异。若以景岳之言，肾虚精竭之人，用地黄二三两，煮成稠汁，令其多服，即可毕补肾之能事，岂脾虚食少之人，用白米二三升煮成糜粥，令其强食，即可毕补脾之能事乎？吾知其为害多矣！且一方之中，混拈补药数味，绝无配合意义。归、地、枸、茱、山药、人参皆黏滑之品，又益以甘草之甘，杜仲之钝，绝无灵动之性，入咽之后，无不壅气减食。气壅则神日昏，食减则精不储，精生于谷。神为阳气之主宰，精为阴气之英华，精神因此药而颓败，固不待言。

城西李某，患腹中满闷、倦怠懒言等证，医用逍遥散服三十剂，小便绿色，脚痿弱。延余诊之，六脉数而弦。余曰：病在中土，土气本缓而变数。数者，缓之反也；且兼弦象，弦为土贼，诸药大伤土气。先以石斛、薏苡之类，先取其淡以补脾，嗣以大药救之。李某云：本甘入脾，今谓淡以补脾，何义？余曰：《洪范》有"炎上作苦，润下作咸"等句，皆就本物之味言之。惟于土，则曰"稼穑作甘"，以土本无味可指，故指土之所生而言也。无味即为淡，五味皆托始于淡，淡为五味之本；五脏皆受气于脾，脾为五脏之本，此理甚妙。李某持方商之前医，谓药方太薄，议进大补元煎，日服一剂。半月后，大喘大汗，四肢逆冷。适余为盐台，坚留署中治病。前医用贞元饮加味，即理阴之类，夜用六味回阳饮三剂。次早余到，肢冷如水，汗出如涌，六脉全无，气喘，痰声漉漉。余曰：此因误服参、地过多，致下焦阴气上凌阳位，痰涎水饮闭塞气道，《内经》名为冒明晦塞①。反以贞元饮、六味回阳饮与前此所服大补元煎，皆重用地黄附和阴气，令阴霾四布，水势滔天，托回阳之名，以促其归阴。余每年目击服此药枉死者数十人。午后阴气用事，必不能少延，果如言而殁。附此以为喜用地黄、当归、枸杞、人参者戒！

左归饮

此壮气之剂也。凡命门之阴衰阳胜者，此方加减主之。

熟地二三钱，或加至二三两　山药二钱　枸杞二钱甘草炙，一钱　茯苓一钱　山茱萸一二钱，畏酸者少用之水二钟，煎七分，食远服。

---

① 冒明晦塞：意谓浊阴上冒，清阳闭塞。

陈修园曰：左右归二饮，余于歌括注①，取其用甘草一味，从阳明以输精及肾，亦不没景岳之善悟偶中处。究竟是无病时服食之方，若真正肾虚必专用健脾法，俾精生于谷；或兼用补火法，俾火能致水。若徒用左右归二饮，逐末而忘其本，不足赖也。二方之加减尤陋。

右归饮

此益火之剂也。凡命门之阳衰阴胜者，宜此方加减主之。

熟地二三钱，或加至一二两　山药炒，二钱　山茱萸二钱　枸杞二钱　甘草二钱　杜仲姜制，二钱　肉桂一钱附子一二三钱，制　水二钟，煎七分，食远温服。

左归丸

治真阴肾水不足，不能滋养营卫，渐至衰弱，或虚热往来、自汗盗汗，或神不守舍、血不归原，或虚损伤阴，或遗淋不禁，或气虚昏晕，或眼花耳聋，或口燥舌干，或腰痠腿软。凡精髓内亏，津液枯涸等证，俱速宜壮水之主以培左肾之元阴，而精血充矣，宜此方主之。

大怀地八两　山药炒，四两　枸杞四两　山茱

---

① 余于歌括注：据本书《小引》，当指陈修园为林雨苍《新方八阵歌括》作注。

萸肉四两　川牛膝蒸熟，酒洗，三两，精滑者不用
菟丝子制，四两　鹿胶敲碎，炒珠，四两　龟胶切碎，
炒珠，四两，无火者不必用　炼蜜丸桐子大，每用滚
汤或淡盐汤送下百余丸。

右归丸

治元阳不足，或先天禀衰，或劳伤过度，以
致命门火衰不能生土，而为脾胃虚寒，饮食少进，
或呕恶膨胀，或翻胃噎膈，或怯寒畏冷，或脐腹
多痛，或大便不实，泻痢频作，或溺自遗，虚淋
寒疝，或侵溪谷而肢节痹病，或寒在下焦而水邪
浮肿。总之，真阳不足者，必神疲气怯，或心跳
不宁，或四肢不收，或眼见邪祟，或阳衰无子等
证，俱速宜益火之源以培右肾之元阳，而神气自
强矣，此方主之。

大怀地八两　山药炒，四两　山茱萸微炒，三两
枸杞微炒，四两　鹿角胶炒珠，四两　菟丝子制，四两
杜仲姜汤炒，四两　当归三两，便溏勿用　肉桂二两，渐
可加至四两　制附子自二两渐可加至五六两　上法丸如
前，或如弹子，每嚼服二三丸，以滚白汤送下，其效
尤速。

陈修园曰：左、右归二丸，汇集药品颇纯，
然亦是寻常服食之剂。若真正肾虚病，服之必增
痰多气壅、食少神昏、心下悸、吐血等病。盖方

中广集阴柔之品，每令阴气上弥而天日不见。读《内经》者自知之。余尝与及门①谈及二方，谓景岳算得是一个好厨手。左归丸，厨子所造八仙菜，用燕窝、兰腿、猪脊髓、猪悬蹄、鸽子蛋、辽海参、香菌、鸡汁烹煮。右归丸又加椒、姜大辛之味，及火炙一二品在内，不特可口，而且益人。若因其益人而与病人食之，未有不作胀，留热而增病者。余故曰：景岳为厨中一好手，为医中一坏手也。今以此二方媚富贵家者，皆割烹要人之术也。至于自注云"治真阴肾水不足，不能滋养营卫，渐至衰弱"等句，不通之甚！

五福饮

凡五脏气血亏损者，此能兼治之，足称王道之最。

人参随宜，心　熟地随宜，肾　当归二三钱，肝　白术炒，一钱半，脾　甘草一钱，脾　水二钟，煎七分，食远温服。

陈修园曰：凡药之补气血者，非以药汁入腹即为人血，药气入腹即为人气也，不过视此经之空虚，引他经之气血注之耳。若依景岳五福饮之说，则不论何脏之血虚，归、地可以补之；不论何脏之气虚，参、术可以补之；不论诸药性用何如，甘草可以和之。又

---

① 及门：指登门受业的弟子。

自注分五脏补之，试问五脏之气血从何处而来？渠反昧昧。即果如其说，独不犯《内经》久而增气，气增而夭之戒乎？景岳方诚庸陋之甚也！

七福饮

治气血俱虚而心脾为甚者。

即前方加枣仁二钱，远志三五分。

陈修园曰：论见五福饮。又加枣仁、远志名为七福饮。自注云"治气血俱虚而心脾为甚者"。若依景岳之言，凡心脾之虚得此二味无不可补，宜诸方皆可加入，何必于五福饮加二味而特立个方名乎？多事甚矣！

一阴煎

此治水亏火胜之剂，故曰一阴。凡肾水真阴虚损，而脉症多阳，虚火发热及阴虚动血等证；或疟疾伤寒，屡散之后，取汗既多，脉虚气弱，而烦渴不止，潮热不退者，此以汗多伤阴水亏而然也，皆宜用此加减主之。词不条贯。

生地二钱　熟地三五钱　芍药二钱　麦冬二钱　甘草一钱　牛膝一钱半　丹参一钱　水二钟，煎七分，食远温服。

陈修园曰：甘寒之法，原不可废，试问此方有何意义？凡一切市上摇铃辈、贩药辈，谁不能如此配合者？景岳意以之立方垂训，又于方下自注许多症治，试问有一症入扣否？且饰以一、二、三、四、五各色，愈形其陋。

加减一阴煎

治证如前，而火之甚者，宜用此方。

生地　芍药　麦冬各二钱　熟地三五钱　炙甘草五七分　知母二钱　地骨皮一钱　水二钟煎服。

陈修园曰：此方去熟地，尚不甚驳杂。

二阴煎

此治心经有热，水不制火之病，故曰二阴。凡惊狂失志、多言多笑，或疡疹烦热、失血等证，宜此主之。

生地二三钱　麦冬二三钱　枣仁二钱　生甘草一钱　元参一钱半　黄连或一二钱　茯苓一钱半　木通一钱半　水二钟，加灯草二十根，或竹叶亦可，煎七分，食远服。

陈修园曰：心经有热，非此药钝滞所可疗。仲景泻心汤、防己地黄汤、风引汤俱有浴日补天之妙。制此方者全未梦见。

三阴煎

此治肝脾虚损、精血不足及营虚失血等证，故曰三阴。凡中风血不足养筋及疟疾汗出多、邪散而寒热犹不能止，是皆少阳、厥阴阴虚少血之病。微有火者宜一阴煎，无火者宜此主之。

当归三钱　熟地三五钱　甘草一钱　芍药酒炒，二钱　枣仁二钱　人参随宜　水煎，温服。

陈修园曰：木为三数①，三阴煎者，治木病也。然其自注治"肝脾虚损"三句，绝不联贯。又云治"少阳、厥阴阴虚少血"之病，"阴虚少血"四字不通。谓此方能治少阳之病，试问方中何物是少阳之药？谓肝主血，入血分药俱能治肝，亦是模棱之术。《内经》云：伏其所主，先其所因。或收或散，或逆或从，随所利而行之，调其中气使之和平。厥阴之治法，惟仲景得之。若以此方常服，则气火交郁，百病续生，看似和平，其实伪君子之害，更甚于真小人也。

四阴煎

此保肺清金之剂，故曰四阴。治阴虚劳损、相火炽盛、津枯烦渴、咳嗽、吐衄、多热等证。

生地二三钱　麦冬二钱　白芍药二钱　百合二钱　沙参二钱　茯苓一钱半　生甘草一钱　水二钟，煎七分，食远服。

陈修园曰：金畏火，人之所知也。而《内经》曰：肺恶寒。又云：形寒饮冷则伤肺。"保肺清金"四字，

---

① 木为三数：《河图》以1至10十个自然数合天地五行，说明五行生成数，1、2、3、4、5分别为水、火、木、金、土之生数。

流俗之谈，今人奉为格言，为害非浅。而景岳于此方
又注云"相火炽盛，津枯烦渴"等句，亦是一偏之谈。
火盛津枯者固有之，而不知津随气行，气之所到，津
亦到焉。《金匮》治肺痿证以甘草干姜汤为首方。此旨
非景岳所可蠡测。兹方汇平纯微寒之品，咳嗽吐血之
人百服百死。吾愿业此道者，历溯乎日用此方之误，
发一点天良，而自加惩创焉。

五阴煎

凡真阴亏损、脾虚失血等证，或见溏泄未甚者，
所重在脾，故曰五阴。忌润滑，宜此主之。

熟地五七钱或一两　山药炒，三钱　扁豆炒，二三钱
甘草一二钱，炙　茯苓一钱半　芍药炒黄，二钱　五味
子二十粒　人参随宜用　白术炒，二钱　水二钟，加莲
肉（去心）二十粒①煎服。

陈修园曰：景岳自注方治数行，以"真"字换作
"至"字，便有意义。凡经中"阴虚"二字，多指脾虚
而言，以脾为阴中之至阴也，但补阴有理中汤，尽美
尽善。景岳不知"阴阳"二字的解，满腔俱是归、地
补阴，参、术补阳之说，遂有此方之庸劣。又加以熟
地一味，杂乱无章，以至患此者，百服百死。余为活
人计，不得不大声疾呼也。

① 十字下原脱"粒"字，据上海图书集成本补。

大营煎

治真阴精血亏损及妇人经迟血少、腰膝筋骨疼痛，或气血虚寒、心腹疼痛等证。

当归二三钱或五钱　熟地三五七钱　枸杞二钱　甘草一二钱　杜仲二钱　牛膝二钱半　肉桂一二钱　水二钟，煎七分，食远服。

陈修园曰：据云真阴精血亏损，必求之太阴阳明，以纳谷为宝，生血化精，以复其真阴之不足，若徒用熟地、当归、牛膝、枸杞等，湿伤脾而滞妨胃，反竭其精血之源也。腰膝筋骨疼痛，非风即湿，术、附是其要药；心腹疼痛与此等方，亦更无涉，惟经迟血少者，颇为近道。

小营煎

治血少阴虚，此性味平和之方也。

当归二钱　熟地二三钱　芍药炒，二钱　山药炒，二钱　枸杞二钱　甘草一钱　水二钟，煎七分，食远服。

陈修园曰：血少阴虚，论是大营煎。此方自注云"性味和平"，究竟无一味是治病之品，学者最不可走此一路，养病以害人也。时医郑培斋专精此法，名噪一时，夏月患霍乱吐泻，自用藿香正气散二服而毙。是以通套药误人而自误也。

补阴益气煎

此补中益气汤之变方也。治劳倦伤阴，精不化气，或阴虚内乏①，以致外感不解、寒热痎疟、阴虚便结不通等证。凡属阴气不足，而虚邪外侵者，用此升散，无不神效。乱道。

人参一二三钱　当归一二钱　山药酒炒，二三钱　熟地三五钱或一二两　陈皮一钱　甘草一钱　升麻二分，火浮于上者，去此不必用　柴胡二三钱，如无外邪者不用　水二钟，加生姜三五七片，煎八分，食远温服。

陈修园曰："劳倦伤阴，精不化气"八字不通。又云"阴虚内乏，致外感不解"，此药更不可沾唇，必从桂枝汤和阴阳而调营卫，又啜粥以助胃气之内乏，取水谷之津以为汗，则邪从汗解，而阴液不伤矣。又云"寒热痎疟，便结不通"等证，更非此方所可幸效，必用小柴胡汤方效。仲景云"上焦得通，津液得下，胃气因和，身濈然汗出而解"，圣法彰彰。景岳方平庸者居多，久服每因循而误事，此则杂乱无章，入咽之顷，其害立见。

举元煎

治气虚下陷，血崩血脱，亡阳垂危等证。有不利

---

① 乏：原作"泛"，据上海章福记本改。

于归、熟等剂，而但宜补气者以此主之。黄芪、升麻非补气之品，亡阳汗多者大忌之。

人参　黄芪各三五钱　甘草一二钱　升麻五七分，炒用　白术炒用，一二钱　水二钟半，煎七八分，温服。

陈修园曰：此从补中益气汤减去数味即不成方义。

两仪膏

治精气大亏，诸药不应，或以克伐太过，耗损真阴。凡虚在阳分，而气不化精者，宜参术膏①。若虚在阴分，精不化气者，莫妙于此。其有未至大病，而素觉阴虚者，用以调元，尤称神妙。

人参半斤或四两　大熟地一斤　以河水熬膏，不拘时服。

陈修园曰：人参生于上党山谷，辽东幽冀诸州，背阳向阴，其味甘中带苦，其质柔润多液，置于日中一晒，便变色而易蛀，其为阴药无疑，读《神农本草经》自知。景岳又倍用熟地合煮成膏，俱是纯阴之气，于阳脏之人，及烦躁多热之病，便闭溺短、易饥者，未始不宜之；若咳嗽、食少、便溏等症，当视之如砒。以"两仪"命名不确。

---

①　参术膏：《景岳全书·古方八阵》方，人参、白术等分，水煎熬膏。

贞 元 饮

治气短似喘，呼吸促急，提不能升，咽不能降，气道噎塞，势剧垂危者。常人但知为气急其病在上，而不知元海无根，亏损肝肾，此子午不交①气脱症也。尤为妇人血海常亏者，最多此证，宜急用此饮以济之缓之，敢云神剂。凡诊此证，脉必微细无神；若兼紧，尤为可畏。倘庸众不知，妄云痰逆气滞，用牛黄、苏合及青皮、枳壳破气等剂，则速其危矣。庸医用此方，方后必录此不通语，可笑！

熟地七八钱，甚者一二两　甘草一二三钱　当归一二钱　水二钟，煎八分，温服。

陈修园曰：此方治烦渴易饥，时或气急，不利于辛散燥热之剂。景岳取熟地、当归以济其枯，取甘草以缓其急，为轻症立法，偶或有效。若咳嗽夹寒水之气上逆，非小青龙佐以真武不可②。若风火而激动水饮，非越婢加半夏汤不可。若支饮内痛，不得畏十枣汤之峻攻。若饮满气闭，不必虑葶苈大枣泻肺汤之苦寒。少阴之气上脱，必用通脉四逆汤加胆汁人尿以导之；太阴之气不输，必用理中汤倍加人参以助之。此皆急救法也。《金匮》云：气短有微饮，当从小便去

① 子午不交：地支属五行应五脏，子午分属水火应肾心。子午不交，即心肾不交。

② 可：原作"乎"，据光霁堂本改。

之，肾气丸主之，苓桂术甘汤亦主之。此缓治法也。若用贞元饮，遏元阳助水邪，而又滞痰壅气，无不下咽立危者。特不解时医以此方日杀数人，而不知变计，吾知其良心丧尽矣！

当归地黄饮

治肾虚腰膝疼痛等证。

当归二三钱　熟地三五钱　山药一钱　杜仲一钱半　牛膝一钱半　山茱萸一钱　甘草八分　水二钟，煎八分，食远服。

陈修园曰：腰膝疼痛，因风寒湿三气者最多，服此方必剧，以助湿留邪也。至云起于肾虚，岂熟地、枸杞等药为肾虚必需之品乎？抑亦顾末忘本矣！

济川煎

凡病涉虚损，而大便闭结不通，则硝、黄攻击等剂必不可用。若势有不得不通者，宜此主之。此用通于补之剂也，最妙。

当归三五钱　牛膝二钱　肉苁蓉酒洗去盐，一二钱　泽泻一钱半　升麻五七分或一钱　枳壳一钱，虚甚者不必用　水一钟，煎七分，食前服。

陈修园曰：大便秘者，除脾约丸、三气汤①外，

---

① 三气汤：疑三承气汤。

又有大热之备急丸，大寒之更衣丸，通津液之小柴胡汤，下实火之大柴胡汤等法，皆圣法也。而滋润之说，为庸医之逢迎富贵，掩覆空疏之诡术，如此方是也。然视近今五仁丸，又差胜一格。

地黄醴

治男妇精血不足、营卫不充等患，宜制此常用之。

大怀地取味极甘者烘晒干，以去水气，八两　沉香一钱，或白檀二分亦可　枸杞用极肥者，亦烘晒以去润气，四两　上约每药一斤，可用高烧酒十斤浸之，不必煮，但浸十日之外即可用矣。凡服此者，不得过饮，服完又加酒六七斤，再浸半月，仍可用。

陈修园曰：此服食方，却亦妥当。

归肾丸

治肾水真阴不足、精衰血少、腰酸脚软、形容憔悴、遗泄阳衰等证。

熟地八两　山药四两　山茱萸肉，四两　茯苓四两　归身三两　枸杞四两　杜仲四两，盐水炒　菟丝子制，四两　炼蜜，同熟地膏为丸，桐子大。每服百丸，饥时开水送下。

陈修园曰：以丸药为补养，非古法也。始于孙真人，而后世因之。此方为通用之应酬方。亦不必议之。

赞化血余丹

此药大补气血，故能乌须发，壮形体，其于培元赞育之功，有不能尽述者。

血余八两　熟地八两，蒸捣　枸杞　当归　鹿角胶炒珠　菟丝子制　杜仲盐水炒　巴戟肉酒浸，剥，炒干　小茴香略炒　白茯苓乳拌，蒸熟　肉苁蓉酒洗去鳞甲　胡桃肉各四两　何首乌小黑豆汁拌蒸七次，如无黑豆或牛乳，人乳拌蒸俱妙，四两　人参随宜，如无亦可　上炼蜜丸，每食前用白沸汤送下二三钱。

陈修园曰：血余灰能利小便，如久患淋沥及溺血者最宜，久聋者亦宜之。此方颇有条理，但首乌宜去之。

养元粉

大能实脾养胃气。

糯米一斗，水浸一宿，沥干，慢火炒熟　山药炒　芡实炒　莲肉各二两　川椒去目及闭口者，炒①出汗，取红末二三钱　上为末，每日饥时以滚水一碗，入白糖三匙化开，入药末一二两调服之。或加四君子、山楂肉各一二两更妙。

陈修园曰：此方颇佳，但非治病药耳。

---

① 炒：原作"以"，据上海图书集成本改。

玄武豆

羊腰子五十个　枸杞二斤　补骨脂一斤　大茴香六两　小茴香六两　肉苁蓉十二两，大便滑者去之　青盐八两，如无苁蓉，此宜十二两　大黑豆二斗，圆净者，淘洗净

上用甜水①二斗，以砂锅煮前药七味至半干，去渣入黑豆，匀火煮干为度。如有余汁俱宜拌渗于内，取出用新布摊匀晒干，磁瓶收贮，日服之，其效无穷。如无砂锅，铁锅亦可。若阳虚者，加制附子二两更妙。

陈修园曰：此豆常服益人，但功缓耳。

蟠桃果

治遗精虚弱，补脾滋肾最佳。

芡实一斤，炒　莲肉去心，一斤　胶枣肉一斤　熟地一斤　胡桃肉去皮，二斤。

陈修园曰：此方去熟地则药纯功大。

王母桃

培补脾胃②，功力最胜。

白术用冬术切片，味甘者佳，苦者勿用。以米泔浸一宿，切片，炒　大怀熟地蒸捣。上二味等分　何首乌人乳蒸　巴戟甘草水浸　枸杞子烘。以上三味减半　上为末，

---

① 甜水：清净甘纯的水。
② 胃：《景岳全书·新方八阵》作"肾"，义长。

炼蜜捣丸龙眼大。每用三四丸，饥时嚼服，滚汤送下。

陈修园曰：方虽庸而却不杂。

休疟饮

此止疟最妙之剂也。若汗散既多，元气不复，或以衰老，或以弱质，而疟有不能止也，俱宜用此。化暴善后之第一方。其有他证，加减俱如法。

人参　白术炒　当归各三四钱　何首乌制，五钱甘草八分　水二钟半，煎七分，食远服。渣再煎。或用阴阳水①各一钟，饭后食远再服一钟。

陈修园曰：久疟之治，以理中汤为第一善法。此方不寒不热，又重用首乌之涩，便不成方法。予每见服之减食，久服变成胀满之证。戒之！戒之！

---

① 　阴阳水：生熟各半合成的水。一说由井水河水各半合成。

卷　二

和　阵

金水六君煎

治肺肾虚寒，水泛为痰；或年迈阴虚，血气不足，外受风寒，咳嗽、呕恶、多痰、喘气等证神效。

当归二钱　熟地三五钱　陈皮一钱半　半夏一钱　茯苓二钱　甘草一钱　水二钟，生姜三五片，煎七八分，食远服之。

陈修园曰：二陈汤为驱痰之通剂。盖以痰之本水也，茯苓利水以治其本；痰之动湿也，茯苓渗湿以制其动。方中只此一味是治痰正药，其余半夏降逆，陈皮顺气，甘草调中，皆取之以为茯苓之佐使耳。故仲景方，痰多者俱加茯苓，呕者俱加半夏，古圣不易之法也。景岳取熟地寒润，当归辛润，加此二味，自注为"肺肾虚寒，水泛为痰"之剂。不知肺寒非干姜、细辛、五味子合用不可；肾寒非干姜、附子重用不可。若用当归、熟地之寒湿，助其水饮，则阴霾四布，水势上凌，而气逆咳嗽之病日甚矣。燥湿二气，若冰炭之反。景岳以骑墙之见，杂凑成方，方下张大其说以欺人。庸医喜得骗人糊口之具，其如草菅人命何？

六安煎

治风寒咳嗽及非风初感、痰滞气逆等证。

陈皮一钱半　半夏二三钱　茯苓二钱　甘草一钱
杏仁二钱　白芥子五七分，老年气弱不用　水一钟半，加
生姜三五七片，煎七分，食远服。

陈修园曰：此方看似平稳，其实咳嗽气喘者服之效者少，不效者多。且白芥子、杏仁性不驯良，多服每令人吐血，不如《伤寒论》《金匮》诸法之有利无弊也。

和胃二陈煎

治胃寒生痰，恶心呕吐、胸膈满闷、嗳气。

干姜炒，一二钱　砂仁四五分　陈皮　半夏　茯苓
各一钱半　炙甘草七分　水一钟半，煎七分，不拘时
温服。

陈修园曰：方稳。

苓术二陈煎

治痰饮、水气停蓄心下，呕吐吞酸等证。

猪苓一钱半　白术一二钱　泽泻一钱半　陈皮一
钱　半夏一二钱　茯苓一钱半　甘草八分　干姜炒黄，

一二钱水一钟半煎。

陈修园曰：方佳。

和胃饮

治寒湿伤脾，霍乱吐泻及痰饮水气、胃脘不清、呕恶、胀满、腹痛等证。

陈皮　厚朴各一钱半　干姜炮，二钱　甘草一钱
水一钟半，煎七分，温服。

陈修园曰：自和胃二陈煎①至此方俱佳。但干姜不宜炮，恐炮透则气焦味苦，转失其性，且恐减其雄烈辛味，不能变胃而受胃变也。

排气饮

治气逆食滞、胀痛等证。

陈皮二钱五分　木香七分或一钱　藿香一钱五分
香附二钱　枳壳一钱五分　泽泻二钱　乌药二钱　厚朴一钱　水一钟半，煎七分，热服。

陈修园曰：方中香药太多，未免耗气，而枳壳、乌药尤不驯良，不如七气汤之妙也。

大和中饮

治饮食留滞、积聚等证。

---

① 煎：原作"汤"，据上海图书集成本改。

陈皮一二钱　枳实二钱　砂仁五分　山楂二钱　麦芽一钱　厚朴一钱半　泽泻一钱半　水一钟半，煎七分，食远温服。

陈修园曰：饮食留滞在膈者，宜瓜蒂吐之；在腹者，宜承气下之。若徒用此药消导，非古人之治法。唐、宋以后以消导法取诸酿酒，鼻中自闻有酒味则效。然肠胃非酒坛，何以当此克破而无腐肠之患乎？不如《金匮》用承气汤之有利无弊也。

小和中饮

治胸膈胀闷，或妇人胎气滞满等证。

陈皮一钱五分　山楂二钱　茯苓一钱半　厚朴一钱半　甘草五分　扁豆炒，二钱　水一钟半，加姜三五片，煎服。

陈修园曰：胸膈胀闷多属浊气在上所致，仲景《伤寒》《金匮》诸方俱神。若此方之庸，不过冀其幸效而已。至妇人胎气滞满，方中山楂更不合宜。

大分清饮

方在寒阵五。

小分清饮

治小水不利、湿滞肿胀，不能受补等证，此

方主之。茯苓二三钱　泽泻二三钱　薏苡仁二钱
猪苓二三钱　枳壳一钱　厚朴一钱　水一钟半，煎
七分，食前服。

陈修园曰：小水不利，皆由三焦失其决渎之
职，以致膀胱之气不化，自有治本清源之道。大
分清、小分清二饮之浅陋，不足以治重症也。

解肝煎

治暴怒伤肝，气逆胀满、阴滞等证。如兼肝
火者，宜用化肝煎。

陈皮　半夏　厚朴　茯苓各二钱半　苏叶　芍
药各二钱　砂仁七分　水一钟半，加生姜三五片，
煎服。

陈修园曰：此方从七气汤套来，加陈皮、芍
药、砂仁三味，便成蛇足。且七气汤仿于《金匮》
之半夏厚朴汤。原方以生姜为君，茯苓为臣，紫
苏、厚朴、半夏为佐使。后人套其方为七气汤已
陋，景岳又套其方而混加之，陋而又陋矣。

二术煎

治肝强脾弱，气泄、湿泄等证。

白术炒，二钱或三钱　苍术米泔浸，炒，二钱
芍药炒黄，二钱　陈皮炒，一钱五分　甘草一钱，炙
茯苓二钱　厚朴姜汤炒，一钱　木香六七分　干姜

炒黄，二钱　　泽泻炒，一钱半　　水一钟半，煎七分，食远服。

陈修园曰：此方芍药二钱宜换作防风一钱半则纯。

廓清饮

治三焦壅滞，胸膈胀满、气道不清、小水不利、年力未衰通身肿胀，或肚腹单胀、气实非水等证。

枳壳二钱　　厚朴一钱半　　大腹皮一二钱　　白芥子五七分或一二钱　　莱菔子生捣，一钱　　如中不甚胀能食者，不必用此　　泽泻二三钱　　陈皮一钱　　水一钟半，煎七分，食远温服。

陈修园曰：实症可以暂①服此方，未效即宜舍去，以此方皆逐末而忘本也。

扫虫煎

治诸虫上攻，胸腹②作痛。

青皮一钱　　小茴香炒，一钱　　槟榔　　乌药各一钱半　　细榧肉三钱，敲碎　　吴茱萸一钱　　乌梅二个　　甘草八分　　朱砂　　雄黄各五分，俱为极细末　　上将前八味用水一钟半，煎八分去渣，随入后二味，再煎三四沸搅匀，徐徐服之。

---

① 暂：原作"渐"，据光霁堂本改。
② 腹：原作"胀"，据上海图书集成本改。

陈修园曰：轻症可偶用，若重症必须乌梅丸。

十香丸

治气滞、寒滞诸痛。

木香　沉香　泽泻　乌药　陈皮　丁香　小茴香
香附酒炒　荔核煨焦，等分　皂角微火烧烟尽　上为末，
酒糊丸弹子大者，磨化服丸桐子大，汤下亦可。

陈修园曰：此丸颇纯。

芍药枳术丸

治食积痞满及小儿腹大胀满、时常疼痛、脾胃不
和等证。

白术二两，面炒　赤芍药二两，酒炒　枳实一两，面
炒　陈皮一两　用荷叶汤煮黄，老米①粥为丸桐子大，
米饮或滚白汤送下百余丸。

陈修园曰：《金匮》枳术汤，洁古变汤为丸，已非
古法；景岳加陈皮则行气之药太过，又加芍药之苦泄，
大为离经叛道也。

苍术丸

治寒湿在脾，泄泻久不能愈者。

云茯苓四两　白芍药炒黄，四两　甘草一两　川

---

① 老米：陈仓米。

椒去闭口者，炒出汗　小茴香炒，各一两　厚朴三两，姜汁炒　真茅山苍术八两，米泔浸一宿，切，炒。如无，即以好白术代之　破故纸酒浸二日，晒干炒香，四两　上为末，糯米糊为丸，桐子大，每食远清汤送下八十丸。

陈修园曰：下利者减芍药、大黄、仲景圣法也。兹方芍药用四两之多，可知景岳之不学古也。宜姜枣汤泛丸，若糯米则太坚不化。

贝母丸

消痰热，润肺止咳，或肺痈、肺痿，乃治标之妙剂。

贝母一两为末，用砂糖或蜜丸龙眼大，或噙化，或嚼服之。

陈修园曰：《神农本草经》云：贝母气味辛平无毒，主伤寒烦热、淋沥、邪气、疝瘕、喉痹、乳痈、金疮、风痉。原文只此二十七字，此方有一症合经旨否？然倡斯法者，由来有渐，不自景岳始也。

括痰丸

治一切停痰积饮，吞酸呕酸、胸胀闷、疼痛等证。

半夏制，二两　白芥子二两　干姜炒黄，一两　猪苓一两　甘草五钱　陈皮四两，切碎用盐二钱入水中，拌浸一宿，晒干　上为末，汤浸蒸饼为丸，绿豆大，每服一钱许，滚白汤送下。

陈修园曰：方中白芥子用之失法，余亦平平。

神香散

治胸胁胃脘逆气难解、疼痛、呕哕、胀满、痰饮膈噎，诸药不效者，用此最妙。

丁香　白豆蔻或砂仁亦可　上二味，等分为末，清汤调下五七分，甚者一钱，日数服不拘。

陈修园曰：此方可以暂服，若服至数日外，必增燥渴之症。

攻　　阵

吐法

此方可代瓜蒂、三圣散之属。凡邪实上焦，或痰或食、气逆不通等证，皆可以此吐之。用莱菔子捣碎，以温汤和搅，取淡汤徐徐饮之，少顷即当吐出，即有吐不尽亦必从下行矣。

陈修园曰：吐法必遵仲景瓜蒂、栀豉诸方。此法为小家伎俩，不能治大病也。

赤金豆亦名八仙丹

治诸积不行。凡血凝、气滞、疼痛、肿胀、

虫积、结聚、癥坚，宜此主之。此丸去病捷速，较之硝、黄、棱、莪之类，过伤脏气者，大为胜之。

巴霜去皮膜，略去油，一钱半　生附子切，略炒燥，二钱　皂角炒微黑，二钱　轻粉一钱　丁香　木香　天竺黄各三钱　朱砂二钱为衣　上为末，醋浸蒸饼为丸莱菔子大，朱砂为衣。欲渐去者，每服五七丸；欲骤行者，每服一二十丸，用滚汤下。或煎药，或姜、醋、茶、蜜；茴香、使君子煎汤为引送下。若利多不止，可饮冷水一二口即止，盖此药得热则行，得冷则止也。

太平丸

治胸腹疼痛胀满及食积、血积、气疝、血疝、邪实秘滞、痛剧等证。

陈皮　厚朴　木香　乌药　白芥子　草豆蔻　三棱　莪术煨　干姜　牙皂炒断烟　泽泻　以上十一味，俱为细末。巴豆用滚汤泡，去心、皮膜，称足一钱，用水一碗，微火①煮至半碗，将巴豆捞起，用乳钵研极细，仍将前汤搀入研匀，然后量药多寡，入蒸饼浸烂，捣丸。前药如绿豆大，每用三分或五分，甚者一钱。

---

① 火：原作"水"，据光霁堂本改。

敦阜丸

治坚顽食积停滞肠胃，痛剧不行等证。

木香　山楂　麦芽　皂角　丁香　乌药　青皮
陈皮　泽泻各五钱　巴霜一钱　上为末，用生蒜头一两
研烂，加热水取汁浸，蒸饼捣丸绿豆大。每服二三十
丸，随便用汤引送下。如未愈，徐徐渐加用之。

猎虫丸

治诸虫积胀痛、黄瘦等证。

芜荑　雷丸　桃仁　干漆炒烟尽　雄黄　锡灰
皂角烧灰尽　槟榔　使君子各等分　轻粉减半　细榧肉
加倍　汤浸，蒸饼为丸绿豆大。每服五七分，滚白汤
下，陆续服。

百顺丸

治一切阳邪积滞。凡气积、血积、虫积、食积、
伤寒实热秘结等证，但各为汤引，随宜送下，无往
不利。

川大黄锦纹者一斤　牙皂角炒微黄，一两六钱　上为
末，用汤浸，蒸饼捣丸绿豆大。每用五分或一钱，或
二三钱，酌宜用引送下。或蜜为丸亦可。

陈修园曰：仲景承气法、抵当法、大小陷胸法、
十枣法、葶苈法、白散方及《金匮》三物、五物、七

物法，攻邪之中，大寓养正之道。若赤金豆、太平丸、敦阜丸、猎虫丸、百顺丸，并吐法，只知攻邪，不顾元气。下咽之后，恐邪气与元气俱尽而死。慎之！慎之！

散　　阵

一柴胡饮

一为水数，从寒散也。

柴胡二三钱　黄芩一钱半　芍药二钱　生地一钱半　陈皮一钱半　甘草八分　水一钟半，煎七八分，温服。

二柴胡饮

二为火数，从温散也。

柴胡二三钱①　陈皮一钱半　半夏二钱　细辛一二钱厚朴一钱半　水一钟半，煎七分，温服。

三柴胡饮

三为木数，从肝经血分也。

柴胡二三钱　芍药一钱半　甘草一钱　陈皮一钱

---

① 原脱"柴胡二三钱"，据上海商务印书馆本补。

生姜三五片　当归一钱，溏泄者易以熟地　水一钟半，煎七分，温服。

四柴胡饮

四为金数，从气分也。

柴胡二三钱　甘草一钱　生姜三五七片　当归二三钱，泻者少用　人参二三钱，或五七钱酌而用之　水二钟，煎七八分，温服。

五柴胡饮

五为土数，从脾胃也。

柴胡一二三钱　当归二三钱　熟地三五七钱　白术二三钱　芍药一钱半，炒用　甘草一钱　陈皮酌用或不必用　水一钟半，煎七八分，食远热服。

正柴胡饮

凡外感风寒，发热恶寒、头疼身痛、疟疾初起等证。凡气血和平，宜从平散者此主之。

柴胡二三钱　防风一钱　陈皮一钱　芍药一钱甘草一钱　生姜三五片　水一钟，煎七八分，热服。

陈修园曰：《神农本草经》云：柴胡气味苦平，无毒，主心腹肠胃中结气，饮食积聚，寒热邪气，推陈致新，久服轻身明目，益精。原文共三十六字，无一字言及发汗。故少阳证有汗、吐、下禁，首禁发汗。仲景小柴胡汤用八两之多，其不发汗可知，并可以悟其性之益人，多服无伤，功效颇缓，重用始效也。景岳未读《本草经》，误认柴胡为散药，故以柴胡为主，合生地、黄芩、白芍等名一柴胡饮，为寒散；合细辛、生姜、厚朴等名二柴胡饮，为温散；合芍药、当归、陈皮、生姜等名三柴胡饮，从血分而散；合人参、生姜、当归等名四柴胡饮，从肺经气分而散；合熟地、白术、归、芍名五柴胡饮，从脾胃而散；合防风、陈皮、甘草、生姜等名正柴胡饮，从平散。无知妄作，莫此为甚！今之医辈喜其简便易从，邪说横行，反令仲景发汗诸神法无一人谈及。凡伤寒病，一年中因此方枉死几千万人，诚可痛恨！

麻桂饮

治伤寒温疫，阴暑疟疾。凡阴寒气胜，而邪有不能散者，非此不可。无论诸经、四季，凡有是证即宜是药，勿谓夏月不可用也。不必厚盖，但取津津微汗，透彻为度。此实麻黄、桂枝二汤之变方，而其神效则大有超出二方者，不可不为细察。致疑，大言欺人也。

官桂一二钱　当归三四钱　甘草一钱　陈皮随宜用，或不用亦可　麻黄二三钱　水一钟半，加生姜五七片或十片，煎八分，去浮沫，不拘时服。

陈修园曰：仲景桂枝汤是补正之剂，啜粥取微似汗，兼能散邪；麻黄汤是散邪之剂，方中不杂姜、枣，不啜粥，令麻黄直达于表，不逗留于中，亦隐寓补正之法，二方之神妙，不可方物。景岳掠是方，而妄用当归之动营，陈皮之耗气，服之害人非浅。且云：阴气不足者加熟地，三阳并病者加柴胡，任意乱道，以人命为戏，景岳诚仲景之罪人也。

大温中饮

凡患阳虚伤寒，及一切四时劳倦，寒疫阴暑之气，身虽炽热，时犹畏寒，即在夏月亦欲衣被覆盖，或喜热汤，或兼呕恶泄泻，但六脉无力，肩背怯寒，邪气不能外达等证。此元阳大虚，正不胜邪之候；若非峻补托散，则寒邪日深，必致不起。温中自可散寒，即此方也。服后畏寒悉除，觉有燥热，乃回阳作汗佳兆，不可疑之畏之。

熟地三五七钱　冬白术三五钱　当归三五钱，如泄泻者不宜用，或以山药代之　人参二三钱，甚者一二两，或不用亦可　甘草一钱　柴胡二三四钱　麻黄一二三钱　肉桂一二钱　干姜炒熟，一二三钱，或用煨生姜三五七片亦可

水二钟，煎七分，去浮沫，温服或略盖取微汗。

陈修园曰：仲景一百一十三方，只炙甘草汤用地黄，以心下悸、脉结代，为病后津液不足用之，若初病邪盛则不用也。用人参有数方，皆汗、吐、下后取

其救液，或温药中加此甘寒之品，以剂和平，若初病邪盛亦不用也。即太阳篇中新加汤有用人参法，特补脉"沉迟"二字，以辨身痛不是余邪，乃营血凝滞作痛，故以人参借姜、桂之力，增芍药领入营分以通之，所谓通则不痛是也。且又别其名曰"新加"，言前此邪盛不可用，今因邪退而新加之也。病不由于水湿及太阴者，不用白术；病不关太阴吐利、少阴厥者，不用干姜；病不关于厥阴者，不用当归；病不涉于阳明中风及太阳转属少阳者，不用柴胡；病非太阳实邪无汗者，不用麻黄。圣法严密，逾之多坏。景岳未读仲景书，混以归、地补血，参、术补气，甘草和中为内托法；混以麻黄大发汗，柴胡轻发汗，姜、桂温经发汗为外攻法，竟以想当然之说，饰出"阳根于阴，汗化于液，云腾致雨"等语，大言欺人，以乱圣法。景岳真医中之利口也。

柴陈煎

治伤风兼寒，咳嗽发热、痞满多痰等证。

柴胡二三钱　陈皮一钱半　半夏二钱　茯苓二钱
甘草一钱　生姜三五七片　水一钟半，煎七分，食远温服。

陈修园曰：二陈汤加柴胡，时疟初起者可用，不可轻试。

柴芩煎

治伤寒表邪未解，外内俱热、泻痢烦渴，喜冷气壮、脉滑数者，宜此主之；及疟痢并行、内热失血，兼表邪发黄等证。

柴胡二三钱　黄芩　栀子　泽泻　木通　枳壳各一钱五分　水二钟，煎八分，温服。

陈修园曰：仲景云：凡用栀子汤，病人旧微溏者，不可与服之。此圣法也。景岳未读仲景书，故制此方以治疟痢并行，吾知受其害者多矣。

柴芩饮

治风湿发黄，发热身痛、脉紧；表里俱病，小水不利、中寒泄泻等证。

柴胡　猪苓　茯苓　泽泻各一钱　白术二三钱　肉桂一二三钱　水一钟半，煎服。

陈修园曰：仲景五苓散为内烦外热病，行水中寓小汗之法。方中桂之色赤入丙，四苓色白归辛，丙辛合为水运①，用之为散，服后多服暖水，使水精四布，上滋心肺，外达皮毛，溱溱汗出，表里之烦热两除矣。景岳变散为饮已失方义，又君以柴胡，俾诸药互相窒碍，误人滋甚。余二十岁时，诊新美境郑孝锦症，用

---

① 丙辛合为水运：天干统运，丙和辛均统水运。

五苓散二钱，饮热水出汗，即烦退呕止。下午孝节郑某至，谓单行水道不可，遂用此方。余年轻不敢与争，心甚疑之，遂辞去。后一日，寒热[1]如疟，改用玉女煎一服而亡。附此以为用此方之戒。现今郑某次子仍守家传而不知反[2]，惜余未能一遇而正告之。

柴胡白虎煎

治阳明温热，表邪不解等证。

柴胡二钱　石膏三钱　黄芩二钱　麦冬二钱　细甘草七分　水一钟半，加竹叶二十片，煎服。

陈修园曰：仲景白虎汤、竹叶石膏汤俱加粳米，以逗留石药于胃中，神妙极矣。景岳竟去粳米，反加黄芩之苦，大失方义，更加柴胡谬甚！

归葛饮

治阳明温暑时证，大渴；津液枯涸，阴虚不能作汗等证。

当归三五钱　葛根二三钱　水二钟，煎一钟，以冷水浸凉，徐徐服之，得汗即解。

柴葛煎

方在因阵十八。治瘟毒表里俱热。

---

① 热：原作"邪"，据上海图书集成本改。
② 反：通"返"。

陈修园曰：景岳归葛饮、柴葛煎之误，皆缘未读《本草经》，为李东垣、李时珍诸说所惑故也。

秘传走马通圣散

治伤寒阴邪初感等证。

麻黄　甘草各一两　雄黄二钱　上为细末，每服一钱，热酒下，即汗。

秘传白犀丹

发散外感、温疫、痈毒等证。

白犀　麻黄去节　山慈菇　元明粉　真血竭　甘草各一钱　雄黄八分　上为末，用老姜汁拌，丸如枣核大；外以大枣去核，将药填入枣内，用薄纸裹十五层，入砂锅内炒，令烟尽为度，取出去枣肉。每药一钱，入冰片一分，麝香半分，研极细末，磁罐收贮。用时以角簪蘸麻油粘药点眼大角。轻者只点眼角，重者仍用些须吹鼻，男先左，女先右，吹、点皆同。如病甚者先吹鼻后点眼，点后蹺脚坐起，用被齐项暖盖，半炷香时自当汗出邪解。如汗不得出，或汗不下达至腰者，不治。又一制法，将前药用姜汁拌作二丸，以乌金纸①两层包定；外捣红枣肉如泥包药外，约半指厚，晒干。入砂锅内，再覆以砂盆，用盐泥固缝，但留一

① 乌金纸：以铜为主，与金熔成的合金涂于纸上制成。用于包装药品。

小孔以候烟色。乃上下加炭，先文后武，待五色烟尽，取出去枣肉。每煅过药一钱，只加冰片二分，不用麝香。

陈修园曰：景岳秘传走马通圣散、白犀丹，用药颇奇，恐过峻而不轻试。

归柴饮

治营虚不能作汗，及真阴不足，外感寒邪难解者，此神方也。

当归一两　柴胡五钱　甘草八分，　水一钟半，煎七分，温服。

陈修园曰：景岳"治真阴不足，外感寒邪难解"等语，惑人滋甚。惟温疟寒邪淅淅①在皮肤中者，其效甚神。又云"大便溏者以白术代当归"，妄甚！读《神农本草经》者，自知予言不谬。

寒　　阵

保阴煎

治男妇带浊、遗淋色赤带血、脉滑多热、便血不止，及血崩、血淋，或经期太早；凡一切阴虚内热动

---

① 淅淅：寒冷貌。

血等证。

生地　熟地　芍药各二钱　山药　川续断　黄芩　黄柏各一钱半　生甘草一钱　水二钟，煎七分，食远温服。

陈修园曰：阴者，中之守也。圣经①中言"阴虚"，多指太阴而言。景岳不知此旨，以熟地、山药、当归等为益阴、理阴、固阴，生地、芍药、麦冬等为保阴、化阴、滋阴、约阴，授庸医以杀人之刀而不见血，诚可痛恨！试以此方之药品与所列之治法，证之经旨，字字支离，不独虚寒人服之立毙，即阳脏多火之人，亦非此方可以幸效，盖以配合之失法也。

加减一阴煎

方见补阵九，治水亏火胜之甚者。

抽薪饮

治诸火炽盛而不宜补者。

黄芩　石斛　木通　栀子炒　黄柏各二钱　枳壳一钱半　泽泻一钱半　甘草三分　水一钟半，煎七分，食远温服，内热甚，冷服更佳。

陈修园曰：抽薪者，取釜下抽薪，从下泄之也。承气汤泄之于后，猪苓汤、茵陈蒿汤泄之于前，何其

---

① 圣经：古代经典医书。

神妙！此方汇集微苦微利之药，绝无把握，胆不足，由于识不到也。诸火炽盛，此方全不足恃。

徙薪饮

治三焦凡火，一切内热，渐觉而未甚者，先宜清以此剂；其甚者，宜抽薪饮。

陈皮八分　黄芩二钱　麦冬　芍药　黄柏　茯苓　牡丹皮各一钱半　水一钟半，煎七分，食远温服。

陈修园曰：徙者，取转移之义也。仲景云：服小柴已渴者，属阳明也，以法治之。盖以相火寄甲乙①之间，肝胆为发温之原；肠胃为市②，阳明为成温之薮。小柴胡汤、白虎加人参汤，何其神妙！此用陈皮、牡丹之香以动气，又用芩、柏、芍药之苦以守之，与方名"徙薪"之字义不合，且药品亦杂，杂则不效。

大分清饮

治积热闭结，小水不利，或腰腹下部极痛，或湿热下利、黄疸溺血、邪热蓄血、腹痛淋闭等证。

茯苓　泽泻　木通各三钱　猪苓　栀子或倍　枳壳　车前子各一钱　水一钟半，煎八分，食远温服。

---

① 甲乙：天干属五行，甲乙皆为木，甲为阳木应胆，乙为阴木应肝。

② 原作"甫"，据上海图书集成本改。

陈修园曰：清浊之所以分者，藉三焦之气化也。此方不知于三焦中，责其决渎之失职，徒汇利水之品成何方义？安能取效！

清流饮

治阴虚夹热泻痢，或发热喜冷，或下纯红鲜血，或小水痛赤等证。

生地　赤芍　茯苓　泽泻各二钱　当归一二钱　甘草一钱　黄芩　黄连各一钱半　枳壳一钱水　一钟半，煎服。

陈修园曰：治热痢、血痢及小水痛赤，制方平庸，病浅者亦可取效。其自注治法以"阴虚"二字冠首，则不通之至。试问"阴虚"二字指脾虚而言乎？指血虚而言乎？岂方中生地、白芍为阴虚通共之妙药乎？景岳之模糊在此，学景岳者之误人亦在此。

化阴煎

治水亏阴涸，阳火有余，小便癃闭、淋浊等证。

生地　熟地　牛膝　猪苓　泽泻　生黄柏　生知母各二钱　绿豆二钱　龙胆草一钱半　车前子一钱　水二钟，加食盐少许，用文、武火煎八分，食前温服。

陈修园曰：此方之庞杂乱道，读《内经》及《本草经》者自知，置之勿论。

茵陈饮

治夹热泄泻、热痢、口渴喜冷、小水不利，黄疸、湿热闭涩等证。

茵陈　焦栀子　泽泻　青皮各三钱　甘草一钱　甘菊花二钱　用水三四钟，煎二钟，不时陆续饮之。治热泻一服可愈。

陈修园曰：此方颇见平顺，但栀子炒焦失法。下利者宜易黄连；黄芩亦可。

清膈饮

治痰因火动，气壅喘满、内热烦渴等证。

陈皮一钱半　贝母二三钱，微敲破　胆星一二钱　海石二钱　白芥子五七分　木通二钱　水一钟半，煎七分，温服。

陈修园曰：方中白芥子不合法，宜入鲜竹叶二三十片。

化肝煎

治怒气伤肝，因而气逆动火，致为烦热、胁痛胀满、动血等证。

青皮　陈皮各二钱　芍药二钱　丹皮　栀子炒　泽泻各钱半。如血见下部者，以甘草代之　土贝母二三钱　水一钟半，煎七八分，食远温服。

陈修园曰：庸！

安胃饮

治胃火上冲，呃逆不止。

陈皮 山楂 麦芽 木通 泽泻 黄芩 石斛等分 水一钟半 煎七分，食远服。

陈修园曰：方中去黄芩，加鲜竹茹二三钱，生姜为佐，便是良方。

玉女煎

治水亏火盛，六脉浮洪滑大，少阴不足，阳明有余，烦热干渴、头痛牙疼、失血等证如神；若大便溏泄者，乃非所宜。

生石膏三五钱 熟地三五钱或一两 麦冬二钱 知母 牛膝各一钱半 水一钟半，煎七分，温服或冷服。

陈修园曰：仲景用石膏清中，有白虎、竹叶二汤；用石膏祛邪，有大青龙、越婢二汤；用石膏出入加减有小青龙、木防己二汤，俱极神妙。景岳竟与熟地、牛膝同用，圣法荡然。吾闽南风俗：人死，戚友具奠烛者，俱书于烛上曰"金童去引，玉女来迎"。余目击服此煎者，无一不应此兆也。戒之戒之！

大清饮

治胃火烦热、发斑、呕吐等证。可与白虎汤出入酌用。

知母　石斛　木通各一钱半　石膏生用五六钱　水一钟半，煎七分，温服或冷服。

陈修园曰：白虎汤用粳米、甘草欲缓石膏、知母沉降之性，留连于中而不遽下，则入胃之后缓缓令其输脾归肺，水精四布而大烦大渴除矣。景岳去粳米、甘草，加石斛之淡，木通之渗，反以速石膏、知母之下行，正与仲景法相反。故曰：不读仲景书，开口便错。

绿豆饮

凡热毒、劳热诸火，热极不能退者，用此最妙。用绿豆不拘多寡，宽汤煮糜烂，入盐少许，或蜜亦可。待冰冷，或厚或稀或汤，任意饮食之，日或三四次不拘。此物性非苦寒，不伤脾气，且善于解毒除烦，退热止渴，大利小水，乃浅易中之最佳捷者也。若火盛口干，不宜厚味，但略煮半熟清汤冷饮之，尤善除烦清火。

陈修园曰：此退热之笼统剂，惟热疟大忌之。

玉泉散

亦名六一甘露散。治阳明内热烦渴、头痛、二便闭结、温疫斑黄及热痰喘嗽等证。

石膏六两，生用　粉甘草二两　上为末，每服一二三钱，新汲水①或热汤，或人参汤调下。

陈修园曰：此方从《赤水玄珠》套出。

雪梨浆

解烦热，退阴火，此生津止渴之妙剂也。用清香甘美大梨削去皮，别用大碗盛清冷甘泉，将梨薄切浸于水中少顷，水必甘美。但频饮其水，勿食渣，退阴火极速也。

陈修园曰：大便溏者禁用。

滋阴八味丸

滋阴虚火盛，下焦湿热等证。

山药四两　丹皮三两　白茯苓三两　山茱萸肉四两　泽泻三两　黄柏盐水炒，三两　熟地八两，蒸捣　知母盐水炒，三两　上加炼蜜丸桐子大，或空心或午前用滚汤或淡盐汤送下百丸。

陈修园曰：方佳，而以"滋阴"二字命名不切。

约阴丸

治妇人血海有热，经脉先期或过多者，或兼肾火而带浊不止，及男妇大肠血热便红等证。

当归　白术炒　芍药酒炒　生地　茯苓　地榆

---

① 新汲水：新汲取的井水。

黄芩　白石脂醋煅，淬　北五味　丹参　川续断各等分

上为末，炼蜜丸服。

陈修园曰：方板实，不能以治大病。"约阴"二字
不妥。

服蛮煎

此方性味极轻极清，善入心、肝二脏，行滞气，
开郁结，通神明，养正除邪，大有奇妙。

生地　麦门冬　芍药　石菖蒲　石斛　川丹皮极
香者　茯神各二钱　陈皮一钱　木通　知母各一钱半

水一钟半，煎七分，食远服。

陈修园曰：杂乱无章，恐反激病气，扰动心主。
经云：主不明则十二官危。余目击服此方后，神昏不
语者甚多。戒之戒之！

约营煎

治血热便血，无论脾胃、小肠、大肠、膀胱等证，
皆宜用此。

生地　芍药　甘草　续断　地榆　黄芩　槐花
荆芥穗炒黑　乌梅二个　水一钟半，煎七分，食前服。

陈修园曰：此市上摇铃之伎俩，景岳集之以名方，
何大言不惭乃尔！

卷 三

热 阵

四味回阳饮

治元阳虚脱，危在顷刻者。

人参一二两　制川附子一二钱　甘草一二钱　干姜二三钱，炮　水二钟半，武火煎七分。温服，徐徐饮之。

陈修园曰：仲景一百一十三方，用人参只有一十八方，皆因汗、吐、下之后亡其津液，取其甘寒以救阴；惟吴茱萸汤、理中汤、附子汤，三方刚燥之中，借其养阴以配阳。盖人参非补阳药也。读《神农本草经》者，自知景岳学浅心粗，惑于李时珍"能回阳气于无何有之乡"之说，遂视为神丹，每于救危之一法必用之，以致新定回阳二饮，用至一二两之多，误人无算。昔人云：不读人间非圣书。余自三十岁后，所藏杂书俱付之一火，今方自信其颇纯也。景岳四味回阳饮即仲景四逆加人参汤，特别附子只用二三钱，干姜泡透，人参用一二两，则荒唐甚矣。且四逆汤以生附配干姜，取其开辟群阴，迎阳归舍，交接十二经，为斩旗夺关之良将；而以甘草为主者，从容筹画所以尽其将将之能，此峻剂中之缓剂也。若倍加干姜则为通脉四逆汤，以此时生气已离，亡在顷刻，若以柔缓之甘草为君，岂能疾呼散阳而使返耶？故倍用干姜而仍不减甘草者，恐散涣之余，不能当干姜之猛，还藉甘草以收全功也。二方俱不加人参者，虑阴柔之品反减姜、附之力；而论中有四逆加人参汤者，以其利止亡血而加之也。茯苓四逆汤亦少佐以人参者，以其烦躁在汗下之后也。景岳不明此理，妄立四味回阳饮以误人。余姑置弗辩，只明四逆汤为回阳正法，弗辩深于辩也。

六味回阳饮

治阴阳将脱等证。

人参一二两或数钱　制附子一二钱　炮干姜二三钱甘草一钱，炙　熟地五钱或一两　当归身三钱。如泄泻者或血动者，以冬白术易之，多多益善　水一钟，武火煎七分，温服。

陈修园曰：凡人将死之顷，阳气脱而阴气必盛。其时大汗不止，为水泄于外；痰涎如涌，为水泛于上。水，阴气也。阳主生而阴主死，人将死全是阴气用事，或见冷痰，或见冷汗。故仲景于汗不止症必用茯苓以泄水，泄水即所以抑阴也。真武汤、茯苓桂枝白术甘草汤、茯苓甘草汤，皆因汗出而同用茯苓，当悟其不言之妙。而痰多加茯苓，师有明训，无庸余之再论也。
景岳不知回阳之义法在抑阴，反用胶黏之熟地，甘寒
之人参，大助阴气，令一线残阳顷刻为群阴剥灭而死。
人与尔何仇？必欲置之死地乎！即云方中亦有姜、附，
其实数钱之姜、附，安能敌数两之地黄哉？仲景四逆
汤、姜附汤、白通汤等，皆回阳法，人参且不轻加，
况地黄乎？

理阴煎

此理中汤之变方也。

熟地三五七钱或一二两　当归二三钱或六七钱　甘草
一二钱①　干姜炒黄，一二钱，或肉桂一二钱　水二钟，
煎七八分，热服。

陈修园曰：景岳自注治法云：通治真阴虚弱。
此方颇有一二味合处。又云"胀满、呕哕、痰饮
恶心、吐泻腹痛"等句，与"真阴虚弱"句不相
连贯，总是要用熟地、当归，不得不瞑目混说也。
且云"为理中汤之变方，宜刚燥者当用理中，宜
湿润者当用此方"更谬。夫上焦属阳，下焦属阴，
而中焦则为阴阳相偶之处。参、草甘以和阴，姜、
术辛以和阳，辛、甘相辅以处中，则阳阳自然和
顺。不曰"温中"而曰"理中"，明非刚燥之剂

---

① 钱字下原脱"干姜炒黄，一二钱，或肉桂一二钱"，据上海图
书集成印书局本补。

也。景岳以庸耳俗目论药，不识刚柔燥湿之本。素喜柔润，故以归、地易人参、白术而改其名曰理阴煎。服之数剂则阴气内壅而为胀满，阴气上逆而为呕哕，阴水泛溢而为痰饮恶心，阴盛于中则上下不交而吐泻，阴凝于内则阳不通而腹痛，阴盛于下则关元不暖而血滞经迟。不但不能治病，且以增病。又云"真阴不足，或素多劳倦之辈，因而忽感寒邪不能解散者，用此温补阴分，使阴气渐充则汗从阴达，而寒邪不攻自散"等语，更属无知妄作。夫太阳主表，为心君之藩篱，犹京都之有边关也。寒邪初感先入太阳之界，仲景麻、桂诸方汲汲以扶阳抑阴为事，法在发汗。汗为心液，发之所以行君主之令也，以君主之阳内发则寒水之邪外散矣。若从景岳之说，以阴药助阴邪，不犹入井而下之石耶？吾不解庸医惯用此方，日误数人而仍不改辙者，岂尽天良之斫丧？抑亦惑于景岳夸大之言、归咎于病之深而莫救？不自知其术之谬而杀人也。

养中煎

治中气虚寒，为呕为泄者。

人参一二三钱　山药炒，二钱　白扁豆炒，二三钱　甘草一钱　茯苓一钱　干姜炒黄，二钱　水二钟，煎七分，食远温服。

陈修园曰：方亦平妥，但云"空虚觉馁者加熟地"，不无可议耳。

温胃饮

治中寒呕吐吞酸、泄泻、不思饮食，及妇人脏寒呕恶、胎气不安等证。

人参二三钱或一两　白术炒，一二钱或二两　当归一二钱，泄泻者不用　扁豆一钱　陈皮一钱半或不用　干姜炒焦，一二三钱　甘草一钱　水二钟，煎七八分，食远温服。

陈修园曰：方佳而加减陋。

五君子煎

治脾胃虚寒，呕吐泄泻而兼湿者。

人参二三钱　白术　茯苓各二钱　炙甘草一钱　干姜炒，一钱　水一钟半，煎服。

陈修园曰：纯粹，亦可作丸。

六味异功煎

治证同前而兼微滞者，即前方加陈皮。

陈修园曰：方亦纯。

参姜饮

治脾、肺、胃气虚寒，呕吐、咳嗽气短；小儿吐乳等证。

人参三五钱或倍之　甘草三五分　干姜炮，五分或二三钱，或用煨姜二三片　水一钟半，煎七分。徐徐服之。

陈修园曰：分两不得法。咳嗽者不可用。

胃关煎

治脾肾虚寒作泻，或甚至久泻、腹痛不止、冷痢等证。

熟地三五钱或一两　山药炒，二钱　白扁豆二钱，炒甘草一二钱　焦干姜一二钱　吴茱萸制，五七分　白术炒，一二三钱　水二钟，煎七分，食远温服。

陈修园曰：古人制方最难，景岳制方最易，不论何方，加入熟地，即云补肾，治真阴不足；加入人参，即云补气，治元阳衰乏。流俗喜其捷便，其邪说至今不息也。此方于苦燥辛温剂中君以熟地，不顾冰炭之反也，便注云"治脾肾虚寒作泻"，陋甚！

佐关煎

治生冷伤脾，泻痢未久，肾气未损者，宜此汤，以去寒湿安脾胃。此胃关煎之佐者也。

厚朴炒，一钱　陈皮炒，二钱　山药炒，二钱　甘草七分　猪苓二钱　泽泻二钱　干姜炒，一二钱　肉桂一二

钱　水一钟半，煎服。

抑扶煎

治气冷阴寒，或暴伤生冷致成泻痢。凡初起血气未衰，脾肾未败，或胀痛，或呕恶者，皆先用此汤。此胃关煎表里药也，宜察虚实用之，其有寒湿伤脏，霍乱邪实者，最宜用此。

厚朴　陈皮　乌药各一钱五分　猪苓二钱　泽泻二钱　甘草一钱　干姜炮，一二钱　吴茱萸一二钱，制　水一钟半，煎七分，食远服。

陈修园曰：佐关煎、抑扶煎二方，虽不甚庞杂，但粗浅甚，不可为法。

四维散

治脾肾虚寒滑脱之甚，或泻痢不能止，或气虚下陷二阴，血脱不能禁者，无出此方之右。

人参二两　制附子二钱　干姜炒黄，二钱　甘草一二钱　乌梅肉五分或一钱。酌其味之微甚，随病人之意而用之，或不用　此即四味回阳饮也。上为末，和匀，用水拌湿，蒸一饭顷，取烘干再为末。每服一二钱，温汤调下。

陈修园曰：四维散即四味回阳饮加乌梅是也。但彼用之以回阳则误，此用之以救阴则得。盖久痢与二便血脱，人参是其要药是也，乌梅亦用得确当。

镇阴煎

治阴盛于下，格阳于上，则真阴失守，血随而溢，以致大吐大衄。六脉细脱，手足厥冷，危在顷刻，而血不能止者，速宜用此，使孤阳有归则血自安也。如治格阳喉痹上热者，当用此汤冷服。

熟地二三两　牛膝二钱　甘草一钱　泽泻一钱半肉桂一二钱　制附子五七分或一二三钱　水二钟，速煎服。

陈修园曰：此方从八味地黄丸套来，方面却亦不杂。但初服效，二三服不甚效，四五服反剧，何则？景岳谓阴虚于下，格阳于上，亦古人之相沿之语。其实是阳虚于上，阴气乘之，邪火因而窃动，忽得桂、附扶胸中之阳，如太阳一出，爝火无光。故初服而效，再服不效者，习以为常也；四五服反剧者，桂、附阳药之少，不敌地黄阴药之多也。或问阴药数倍于阳药，阳药掣肘宜其不效，何以前效而后不效欤？曰：阴药性柔而行缓，缓则相续而不绝；阳药性刚而行急，急则迅发而无余。初服一剂，地黄让桂、附以先行，但见桂、附之扶阳，若忘地黄之滋阴，故骤投见效。至于再服，桂、附虽烈，无如前日之地黄缓行未了，又得新入地黄以助之，势可相敌，故再服不甚见效。服至四五剂反剧，奈何？盖以每日所服之桂、附如火一发而无余；而同剂中之地黄如水之渐注而不骤，日积日多，些少之桂、附安能与之为敌？宜其服之反剧也。冯氏全真一气汤①与此相仿，皆非善方。

归气饮

治气逆不顺，呃逆呕吐或寒中脾肾等证。

熟地三五钱　茯苓二钱　扁豆二钱　干姜炮　丁香陈皮各一钱　藿香一钱五分　甘草八分　水一钟半，煎七分，食远温服。

陈修园曰：气逆不顺，用熟地之黏腻不更滞其气乎？且与诸药之气味不相投合，不能取效。

暖肝煎

治肝肾阴寒，小腹疼痛、疝气等证。

当归二三钱　枸杞三钱　茯苓二钱　小茴香二钱肉桂二钱　台乌二钱　沉香一钱，或木香亦可　水一钟半，加生姜三五片，煎七分，食远温服。

陈修园曰：俗医以此方奉为枕中之秘，试问服此方而愈者有几人乎？仲景当归四逆汤、理中去术加附汤，圣法俱在，何因陋就简乃尔也？

①　冯氏全真一气汤：《冯氏锦囊秘录》方，由熟地、麦冬、白术、牛膝、制附子、五味子、人参组成。

寿脾煎

一名摄营煎，治脾虚不能摄血等证。凡忧思郁怒积劳及误用攻伐等药，犯损脾阴，以致中气亏陷，神魂不宁，大便脱血不止，或妇人无火崩淋等证。凡兼呕吐尤为危候，速宜用此单救脾气，则统摄固而血自归源。此归脾汤之变方，其效如神。若患此证而再用寒凉，则胃气必脱，无不即毙者。

白术二三钱　当归二三钱　山药二钱　甘草一钱枣仁一钱半　远志制，三五分　干姜炮，二三钱　莲肉去心炒，二十粒　人参随宜一二钱，急者用一两　水二钟，煎服。

陈修园曰：方虽庸浅，却亦不杂。

三气饮

治血气亏损，风、寒、湿三气乘虚内侵，筋骨历节痹痛之极，及痢后鹤膝风痛等证。

当归　枸杞　杜仲各二钱　熟地三钱或五钱　牛膝　茯苓　芍药酒炒　肉桂各一钱　细辛或代以独活白芷　甘草各一钱　附子随宜，二钱　水二钟，加生姜三片煎服。

陈修园曰：风、寒、湿三气杂至为痹，而湿为之主。痹者，脾病也。方中归、地、枸杞、牛膝，非脾病所宜。

五德丸

治脾肾虚寒，飧泄鹜溏等证；或暴伤生冷，或受时气寒湿，或酒湿腹痛作泄，或饮食失宜，呕恶痛泄无火等证。

补骨脂四两，酒炒　吴茱萸制，三两　木香二两　干姜四两，炒　北五味三两，或以肉豆蔻代之，面炒用，或用乌药亦可　汤浸蒸饼，丸桐子大。每服六七十丸，甚者百余丸，白滚汤，或人参汤或米汤俱可下。

陈修园曰：方从四神丸加减，亦简便可从。

七德丸

治生冷伤脾，初患泄泻、肚腹疼痛。凡年壮气血未衰，及寒湿食滞；凡宜和胃者，无不神效。

台乌药　吴茱萸制　干姜炒黄　苍术炒，各二两　木香　茯苓各一两　补骨脂炒，四两　神曲糊丸桐子大。每服七八十丸或百丸，滚汤送下。

陈修园曰：不如前方之纯。

复阳丹

治阴寒呕吐①、泄泻、腹痛、寒疝等证。

干姜炮　附子制　胡椒　五味炒　甘草各一两　白

---

① 呕字下原脱"吐"，据上海章福记本补。

曲二两，炒熟　上为末和匀，入温汤捣丸桐子大。每服一钱，随证用药引送下。

陈修园曰：汇集热药而不得法。

黄芽①丸

治脾胃虚，或食不化，或时多胀满、泄泻、吞酸、呕吐等证。此随身常用妙药。

人参一两　焦干姜二钱　炼白蜜为丸芡实大，常嚼服之。

陈修园曰：此与一炁丹俱是温补时方，宜姜、附倍于人参则得法。干姜不宜炒焦。

一炁丹

治脾肾虚寒，不时易泻腹痛、阳痿怯寒等证。

人参　制附子各等分　炼白蜜丸如绿豆大，每用白滚汤送下五分或一钱。凡药饵不便之处，或在途次，随带此丹最妙。

九炁丹

治脾肾虚寒，如五德丸之甚者。

熟地八两　制附子四两　肉豆蔻面炒，三两　焦姜　吴茱萸　补骨脂酒炒　荜茇炒　五味炒，各二两

---

① 芽：原作"牙"，据光霁堂本改。

粉甘草炒，一两　　炼白蜜为丸，或山药糊丸如桐子大。每服六七十丸或百丸，滚白汤送下。

陈修园曰：此即五德加熟地、肉豆蔻、荜茇、甘草等，方杂而效不著。

温脏丸

治诸虫积既逐而复生者，多由脏气寒，宜温健脾胃，以杜其源，此方主之。

人参随宜用，无亦可　　白术米泔浸，炒　　当归各四两茯苓　　川椒去合口者，炒出汗　　细榧肉　　使君子煨，取肉
槟榔各三两　　干姜炒吴茱萸汤泡一宿，各一两　　上为末，神曲糊为丸，桐子大，服五七十丸或百丸，饥时白滚汤送下。

陈修园曰：汇集杀虫之标剂，而加以参、归、姜、萸温补之药为主，是景岳之识见高处，但不如仲景乌梅丸之神也。

圣术煎

治饮食偶伤，或吐或泻、胸膈痞闷，或胁肋疼痛，或过用克伐等药，致以伤脏气，有同前症，而脉息无力，气怯神倦者速宜用此。不得因其虚痞虚胀而畏白术，此中虚实之机，贵乎神悟也。若痛胀觉甚者，即以此煎送神香散最妙。若用治寒湿泻痢、呕吐，尤为圣药。

白术用冬术味甘佳者五钱，炒，或一二两　　干姜炒
肉桂各一二钱　　陈皮酌用或不用　　水一钟半，煎七分，
温服。

陈修园曰：此方可直追古方，新方而尽类此，吾
何间焉！

固　　　　阵

秘元煎

治遗精、带浊等病。此方专主心脾。

远志八分，炒　　山药二钱，炒　　芡实二钱，炒　　枣仁
二钱，炒，捣碎　　白术炒　　茯苓各钱半　　甘草一钱　　人参
二钱　　五味十四粒，畏酸者去之　　金樱子去核，二钱　　水
二钟半，煎七分，食远服。

陈修园曰：汇集补药及固涩之品，板实不灵。

固阴煎

治阴虚滑泄、带浊、淋遗及经水因虚不固等证。
此方专主肝肾。

人参随宜用　　熟地三五钱　　山药炒，二钱　　山茱萸
二钱半　　远志随宜用　　甘草一二钱　　五味十四粒　　菟丝子
炒香，二三钱　　水二钟，煎七分，食远温服。

陈修园曰：阴虚，古多指太阴而言，亦有指少阴

而言。黄连鸡子黄汤、猪苓汤、真武汤、四逆汤等法，皆言治少阴之为病，不专言治伤寒也。景岳方之易易，只一熟地尽之，吾闽相习成风。凡入门看病，病家必告之曰：向系阳虚，向系阴虚。医者体其所言，阳虚用人参、白术、黄芪等药；阴虚而用地黄、当归、山药等药，则以为良医。此医风之大坏也。患梦遗、带浊及经水不固者，照景岳固阴煎写来，人之称善，可以藏短，可以骗人，诚糊口之良法也。更有巧者，谓服熟地犹恐减食，而何首乌不寒不燥功居地黄之上；地黄炒松及炒黑用之，能补肾又不泥膈，或以砂仁、附子、沉香、木香、芥子拌捣，以此迎合富贵之家。名实两收①，巧则巧矣，而医道由若辈而废，实可痛恨！

菟丝煎

治心脾气弱。凡遇思虑劳即苦遗精者，宜此主之。

人参二三钱　山药炒，二钱　当归一钱半　菟丝子制，炒，四五钱　枣仁炒　茯苓各一钱半　甘草一钱或五分　远志制，四钱　鹿角霜为末，每服加入四五匙　上用水一钟半，煎成，加鹿角霜末调服，食前服。

陈修园曰：方虽板实，却不支离。

---

①　收：原作"救"，据上海图书集成本改。

惜红煎

治妇人经血不固、崩漏不止及肠风下血等证。

白术　山药　甘草　地榆　续断　芍药　五味十四粒　荆芥穗炒　乌梅一枚　水一钟半，煎七分，食远服。

陈修园曰：方皆渣滓无用之品，即有术、草同行，其如彼众我寡何哉？

苓术菟丝丸

治脾肾虚损不能收摄，以致梦遗、精滑、困倦等证。

白茯苓　白术米泔洗，炒　莲肉去心，各四两　五味二两，酒浸　山药炒，二两　杜仲酒炒，三两　甘草五钱　菟丝子用好水淘净，入陈酒浸一日，文火煮极烂，捣为饼，焙干为末，十两　上用山药末，以陈酒煮糊丸，桐子大，空心滚白汤或酒下百余丸。

固真丸

治梦遗精滑。

菟丝饼一斤，淘净，用好酒浸三日，煮极熟，捣膏晒干，或用净白布包蒸亦佳　牡蛎煅，四两　金樱子去核，蒸熟，四两　茯苓酒拌蒸，晒，四两　炼蜜丸，空心好酒送下三钱，或淡盐汤亦可。

陈修园曰：苓术菟丝丸、固真丸，景岳所得意者，以菟丝子之补而能固也。余考《神农本草经》，会其言外之旨，知其有润燥之功，无固涩之用。李士材谓"性温，阳事易①举者勿用"，又谓其"温涩，大便燥干者勿用"，皆臆说也。然余自临证以来，亦见市医用二丸治遗精，久服亦有效者，奈何？盖以菟丝子多脂之物，多脂则能补精。精与神犹鱼水之相得，但使精不枯竭，则神有所依而不妄动；神不妄动则精自安其室而不摇，非谓菟丝子能止涩之也。特其功甚缓，而不足赖耳。金樱子、牡蛎、莲肉、苓、术等药，医者共知，无庸再释。

粘米固肠糕

治脾胃虚寒，或因食滞、气滞、胀痛、泄泻久不止者，多服自安。

用白糯米滚汤淘洗，炒香熟为粉，每粉一两，加干姜末炒熟者二分半，白糖二钱，拌匀，于饥时用滚水调服一二两。如有微滞者，加陈皮炒末二分或砂仁末一分俱妙。

陈修园曰：山谷便方②，自不可废。

玉关丸

治肠风血脱、崩漏、带浊不固，诸药难效者，宜

---

① 易：原作"勿"，据上海图书集成本改。
② 山谷便方：指民间验方。

用此丸兼前药治之；及泻痢滑泄不能止者，亦宜用此。

白面炒熟，四两 枯矾二两 文蛤醋炒黑，二两 五味子一两，炒 诃子二两，半生半炒 上为末，用滚汤和丸桐子大。以温补脾肾等药随证加减，煎汤送下，或人参亦可。

陈修园曰：除白面外，皆极酸之品，恐过涩而增火。古人有大封大固之法，以苦药为主，不可不知。

巩堤丸

治膀胱不藏，水泉不止①；命门火衰，小水不禁等证。

熟地二两 菟丝子酒煮，二两 炒白术二两 五味 益智仁酒炒 故纸酒炒 附子制 茯苓 家韭子炒，各一两 上为末，山药糊丸桐子大。每服百余丸，空心滚汤或温酒下。

陈修园曰：方颇佳，以人参易熟地更妙。

敦阜糕

治久泻久痢、肠滑不固妙方，及妇人带浊最佳。

白面炒黄，二两 冬白术炒黄，二两 破故纸炒，五钱 上共为末，临服时加白糖随宜，用清滚汤，食前调服如糕法。如胃寒者，每一两加干姜炒末五分或一

---

① 水泉不止：犹言小便失禁。

钱；如气有不顺，或痛、或呕，每末一两加丁香一钱；
如滑泄不禁者，每两加栗壳末炒黄一钱。若以作丸则
宜三味等分，则即名敦阜丸。

陈修园曰：庸庸之见，绝无意义。

卷 四

因 阵

逍遥饮

治妇人思郁过度，致伤心脾冲任之源，血气日枯，渐至经脉不调者。

当归二三钱　芍药钱半　熟地六七钱　枣仁二钱，炒　茯神钱半　远志制，三五分　陈皮八分　甘草一钱　水二钟，煎七分，食远温服。

陈修园曰：思则脾结，土郁夺之；郁则伤肝，木郁达之。若思郁过度，病久而虚，则宜调养土木之气，令土木无忤，以成复卦①为妙。兹方地黄之滞非所宜也。经脉不至，责在阳明，而冲任与脾皆于阳明中求其治法，非归、地、芍、草等可毕乃事也。然阳明所流行停聚之处，为坎流之所，而非蒙泉②。惟心孔中

---

① 复卦：六十四卦之一。象征阳气来复，又其组成外为坤卦，内为震卦，分别应土、木，象征肝脾和调。

② 为坎流之所，而非蒙泉：坎、蒙均为六十四卦之一。坎为水，应肾。蒙之外卦为艮，内卦为坎，象征泉水渐出山下，蒙稚渐启，以此喻心。全句言阳明谷气输肾，当取阳明，而非治心安神等法所能奏效。

有真血数滴，谷气经历其所，即蒸而为血，以灌注诸经，亦非茯神、远志、枣仁之套药可治也。大抵经滞而不行，取之阳明；血枯而经闭，先取少阴，后取阳明。《内经》乌鲗、鲍鱼、茜草，面面周到。丸以雀卵，以朱雀为南方之神，其卵浑然一太极，绝大意义，于数味中指示之。学者得其意则有其方，非以此四味为印板也。余自临证以来，每见服逍遥饮而致痨者，指不胜屈，宜进①绝之。

决津煎

治妇人血虚，经滞不能流畅而痛极者，当以水济水；若江河一决，而积垢皆去，宜用此汤随证加减主之。

当归三五钱或一两　泽泻一钱半　牛膝二钱　肉桂一二三钱　熟地二三钱或五七钱，或不用亦可　乌药一钱，如气虚者不用亦可　水二钟，煎七八分，食前服。

陈修园曰：天下无两可之理。景岳此方予庸师藏拙之术，而不知实者得此为实实，虚者得此虚虚，误事在此。

五物煎

治妇人血虚凝滞，蓄积不行，小腹痛急、产难经

---

① 进：通"抻"，除也。

滞及痘疮血虚寒滞等证神效。

当归三五七钱　熟地三四钱　芍药二钱，酒炒　川芎一钱　肉桂一二钱　水一钟半，煎服。

陈修园曰：方纯可用，而分两多寡不得法。

调经饮

治妇人经脉阻滞，气逆不调，多痛而实者。

当归三五钱　牛膝二钱　山楂一二钱　香附二钱青皮一钱五分　茯苓一钱五分　水二钟，煎七分，食远服。

通瘀煎

治妇人气滞血积，经水不利、痛极拒按，及产后瘀血实痛，并男、妇血逆血厥等证。

归尾五七钱　山楂　香附　红花新者炒黄，各二钱　乌药一二钱　青皮钱半　木香七分　泽泻钱半

陈修园曰：经脉不行，虚则补而实则攻，热则寒而寒则热。调经、通瘀二煎，畏首畏尾，不足法也。

胎元饮

治妇人冲任失守，胎元不安不固者，随证加减用之，或间日，或二三日常服一二剂。

人参随宜　当归　杜仲　芍药各二钱　熟地二三钱

白术钱半　甘草一钱陈皮七分，无滞者不必用　水二钟，
煎七分，食远服。

固胎煎

治肝脾多火多滞而屡堕胎者。

黄芩二钱　白术一二钱　当归　芍药　阿胶各钱半
陈皮一钱　砂仁五分　水一钟半，煎七分，食远温服。

陈修园曰：胎受气于脾，仲景《金匮》以白术
之燥为主，可知熟地之湿非脾所喜也。白术散养
胎，佐蜀椒以治寒湿；当归散常服，佐黄芩以治湿
热，皆圣法也。景岳胎元饮亦仿于白术散，但不用
辛热之蜀椒，而加湿滞之熟地，则违圣法矣。固胎
煎、凉胎饮亦仿于当归散，但一用阿胶而杂以橘、
砂；一用生地而杂以枳壳，则又违圣法矣。但《金
匮》妊娠共十方，而丸散居七，汤居三，即此是
法，景岳未之知也。

凉胎饮①

治胎气内热不安等证。

生地二钱　芍药二钱　黄芩一二钱　当归一二钱
生甘草七分　枳壳一钱　石斛一钱　茯苓一钱五分
水一钟半，煎七分，食远温服。如热甚者，加

---

①　原脱"凉胎饮"并此下方药共七十字，据上海锦章书局本补。

黄柏一二钱。

滑胎煎

治胎气临月，宜常服数剂以便易生。

当归三五钱　川芎七分　杜仲二钱　熟地三钱
枳壳七分　山药二钱　水二钟，煎八九钱，食前
温服。

陈修园曰：此方逊保生无忧散多矣。未解景岳制
此方何意！

殿胞煎

治产后儿枕疼痛等证如神。

当归五七钱或一两　川芎　甘草各一钱　茯苓一钱
肉桂一二钱或五七分　水二钟，煎八分，热服。

陈修园曰：方平而功大。

脱花煎

凡临盆将产者，宜先服此药催生最佳。并治产难
经日，或死胎不下，俱妙。

当归七八钱或一两　肉桂一二钱或三钱　川芎
牛膝各二钱　车前子一钱五分　红花一钱　催生者
不用此味亦可　水二钟，煎八分，热服，或服后饮
酒数杯亦妙。

陈修园曰：去牛膝加百草霜更纯。

九蜜煎

治产后阳气虚寒，或阴邪入脏，心腹疼痛、呕吐不食、四肢厥冷。

当归　熟地各三钱　芍药酒炒，佳　茯苓各钱半　甘草　干姜炒　肉桂　细辛各一钱　吴茱萸制，五分　水二钟煎服。

陈修园曰：据景岳自注病证，非四逆汤、通脉四逆汤、白通加人尿猪胆汁汤、吴茱萸汤择用不可，若此汤庞杂，不能幸效。

清化饮

治妇人产后因火发热，及血热妄行，阴亏诸火不清等证。

芍药　麦冬各二钱　丹皮　茯苓　黄芩　生地各二三钱　石斛一钱　水一钟半，煎七分，食远温服。

陈修园曰：此方汇寒药毫无意义，不堪以治大病，惟驳丹溪"芍药酸寒大伐生气，产后忌用"之说，是聪明善悟处。又云"芍药之寒，不过于生血药稍觉其清耳，微酸而收，最宜于阴气散失之症，为产后之要药"等说，则与经旨不合。《本草经》谓芍药气味苦平。气平则下降，味苦则下降而走血，为攻下之品，非补养之物也。经中所列主治"邪气腹痛，除血痹、破积"等句，圣训彰彰可考。若产后瘀血未净，邪气发热腹痛，小便赤短等证诚为要药；若阴气散失，泄泻无度，小便清白等证，用之则大误矣。景岳虽聪明过人，而未读《本草经》，其论药即有偶中之处，终觉瑕瑜参半。

毓麟珠

治妇人气血俱虚，经脉不调或断绝，或带浊，或腹痛，或腰痠，或饮食不甘、瘦弱不孕，服一二斤即可受胎。凡种子诸方，无以加此。

人参　白术土炒　茯苓　芍药酒炒，各二两　川芎　甘草各一两　当归　熟地蒸捣　菟丝子制，各四两　杜仲酒炒　鹿角霜　川椒各二两　上为末，炼蜜丸，如弹子大。每空心嚼服一二丸，酒汤送下，或为小丸吞服亦可。

陈修园曰：水与土相聚而生草；脾与肾相和而生人。菟丝子脾肾兼补，而能使水土不戾，毓麟珠取之为君，所以奏效如神也。菟丝子可用八两。

赞育丹

治阳痿精衰、虚寒无子等证妙方。

熟地八两，蒸捣　白术用冬白术，八两　当归　枸杞各六两　杜仲酒炒　仙茅酒蒸一日　巴戟天甘草汤炒　吴

茱萸　淫羊藿羊脂拌炒　肉苁蓉酒洗去甲　韭子炒黄，各四两　蛇床子微炒　附子制　肉桂各二两　上炼蜜丸服，或加人参、鹿茸更妙。

陈修园曰：温补之品太多，药板实则功反缓。

柴归饮

治痘疮初起，发热未退。无论是痘是邪，疑似之间，均宜用此平和养营之剂以为先着。有毒者可托，有邪者可散，实者不致助邪，虚者不致损气。

当归二三钱　芍药或生或炒，一钱半　柴胡一钱或钱半　荆芥穗一钱　甘草七分或一钱　水一钟半煎服，或加生姜三片。

疏邪饮

治痘疹初发热。凡血气强盛，无藉滋补者，单宜解邪，用此方为主，以代升麻葛根汤及苏葛汤等方最为妥当。

柴胡倍用　芍药倍用，酒炒　苏叶　荆芥穗　甘草减半　水一钟半煎服。

凉血养营煎

治痘疹血虚血热，地红热渴，或色燥不起及便结溺赤。凡阳盛阴虚等证，悉宜用此。

生地黄　当归　芍药　生甘草　地骨皮　紫草

黄芩　红花　水一钟半煎服。量儿大小加减用之。

柴葛煎

治痘疹表里俱热，散毒养阴，及温疫等证。

柴胡　干葛　芍药　黄芩　甘草　连翘　水一钟半，煎温服。

搜毒煎

解痘疹热毒炽盛，紫黑干枯燥，便结纯阳等证。

紫草　地骨皮　牛蒡子杵　黄芩　木通　连翘　蝉退　芍药等分　水一钟半煎服。

六物煎

治痘疹血气不充，随证加减用之，神效不可尽述。并治男、妇气血俱虚等证。

炙甘草　当归　熟地或用生地　川芎三四分，不宜多　芍药俱宜加减　人参或有或无随虚实用之，气不虚者不必用　上咬咀，用水煎服。

六气煎

治痘疮气虚，痒塌倒陷、寒战咬牙，并治男、妇气虚寒等证。

黄芪炙　肉桂　人参　白术　当归　甘草　上咬咀，水煎服。

九味异功煎

治痘疮寒战、咬牙、倒陷、呕吐、泄泻、腹痛虚寒等证。

人参二三钱　黄芪炙，一二钱　当归　熟地各二三钱　甘草七分或一钱　丁香三五分或一钱　肉桂一钱　干姜炮，二三钱　附子制，一二钱　上量儿大小加减，用水一钟半，煎七分，徐徐服之。

透邪煎

凡麻疹初热未出之时，惟恐误药，故云未出之先，不宜用药。然解利得宜，则毒必易散，而热自轻减。欲求妥当，当先用此方为主。

当归二三钱　芍药酒炒，一二钱　防风七八分　荆芥一钱　甘草七分　升麻三分　水一钟半煎服。

陈修园曰：熟于仲景《伤寒论》，而痘疹之治自有源头。不然，如《活幼心法》《保赤全书》《种痘新书》视诸书虽高一格，犹未免逐末而忘本也。景岳不熟仲景书，而臆言痘疹，所以治痘有柴归饮、疏邪饮、凉血养营煎、柴葛煎、搜毒煎；治痘①有透邪煎之妄。即六物煎、六气煎、九味异功煎亦为习俗所囿，非善方也。能治伤寒，即能医痘疮，《侣山堂类辩》亦有是

---

① 痘：疑作"疹"。

说，非余之创论。

牛膝煎

截疟大效。凡邪散已透而血气微虚者，宜此主之。

牛膝二钱　当归　陈皮各三钱　上用好酒一钟，浸一宿，次早加水一钟，煎八分，温服。

何人饮

截疟如神。凡气血俱虚，久疟不止，或急欲取效者，宜此方主之。

何首乌自三钱以至一两，随轻重用之　当归二三钱人参三五钱或一两随用　陈皮二三钱，气虚者不必用　生姜煨，三片，多寒者用三五钱　水二钟，煎八分，于发前二三时温服之。

追疟饮

截疟甚佳。凡气血未衰，屡散之后而疟有不止者，用此截之。已经屡验。

何首乌一两，制　当归　甘草　半夏　青皮　陈皮柴胡各三两　上用井水、河水各一钟，煎一钟，渣亦如之，同露一宿，次早温服一钟，后待食远再服一钟。

木贼煎

凡疟疾形实气强，多湿多痰者，宜此截之，大效。

半夏　青皮各五钱　木贼　厚朴各一钱　白苍术
槟榔各一钱　用陈酒二钟，煎八分，露一宿，于未发
之先二时温服。

陈修园曰：牛膝煎、何人饮、追疟饮、木贼煎，
皆通套之方，未甚精切。若有病轻未经亲诊，录症以
索方者，不妨以此方应之。

牙皂散

治胃脘痛剧，诸药不效者，服此如神。用牙皂烧
存性，以烟将尽为度，研末，用烧酒调服一钱许
即效①。

荔香散

治疝气极痛。凡在气分者，最宜用之。并治肚腹
气痛等证如神。

荔枝核炮微焦　大茴香等分，炒　上为末，用好酒
调服二三钱。

陈修园曰：牙皂散、荔香散为止痛之标剂，一二
服未效者不可再服。

豖膏

《内经》曰：痈发于嗌中，名曰猛疽，不治化为

---

① 效字下原衍"水一钟半煎服"，据上海图书集成本删。

脓，脓不泻，塞咽半日死。其化为脓者，写则合豕膏冷食，三日已。此必以猪板油炼净服之也。又万氏方①治肺热暴喑用猪脂一斤炼过，入白蜜一斤再炼，少顷滤净冷定，不时挑服一匙，即愈。按：此方最能润肺润肠，凡老人痰嗽不利，及大肠秘结者，最宜用之。又《千金方》，治关格闭塞用猪脂、姜汁各二升，微火煎至二升，加酒五合和煎分服。

陈修园曰：方超！

罨伤寒结胸法

凡病伤寒结胸，其有中气虚弱，不堪攻击内消者，须以此法外罨之，则滞行邪散，其效如神。

葱白头　生姜　生莱菔此味加倍，如无，以子代之

上用葱姜各数两，莱菔倍之，共捣一处炒热，用手巾或白布包好，作大饼罨胸前胀痛处。此药须分三②包，冷则轮换罨之，无不即时开通，汗出而愈。但不宜太热，恐其难受也。

又法以大蒜一二十头捣烂，摊厚纸或薄绢上，贴于胀处，少顷即散。用治一切胀痛，无不神妙。

陈修园曰：围药之法，虽不足恃，亦不可废。若蒸脐法，则断断不可行也。

---

① 万氏方：指明·万表《济世良方·喉痹》方。
② 三：疑作"二"。

连翘金贝煎

治阳分痈毒，或在脏腑、肺膈、胸乳之间者，此方最佳。甚者连用数服，无有不愈。

金银花　贝母土者更佳　蒲公英　夏枯草各二钱　红藤七八钱　连翘一两或五六七钱　用好酒二碗煎一碗服，服后暖卧片时。

连翘归尾煎

治一切无名痈毒、丹毒、流注等毒，有火者最宜用之。

连翘七八钱　归尾三钱　甘草一钱　金银花　红藤各四五钱　用水煎服如前。

桔梗杏仁煎

此桔梗汤之变方也。治咳嗽脓痰中带血，或胸膈隐痛，将成肺痈者，此方为第一。

桔梗　杏仁　甘草各一钱　阿胶　金银花　麦冬　百合　夏枯草　连翘各三钱　土贝母三钱　枳壳钱半　红藤三钱　水二钟，煎八分，食远服。

当归蒺藜煎

治痈疽疮疹，血气不足，邪毒不化，内无实热，而肿痛淋漓者，悉宜用之。此与芍药蒺藜煎相为奇正①也，当酌其详。

当归　熟地　芍药酒炒　何首乌各二钱　甘草　防风　川芎　荆芥穗　白芷各一钱　白蒺藜炒，捣碎，三钱或五钱　上或水或酒，用二钟煎服，然水不如酒。或以水煎服后，饮酒数杯，以行药力亦可。

芍药蒺藜煎

治通身湿热疮疹，及下部红肿热痛诸疮，神效。外以螵蛸粉敷之。

龙胆草　栀子　黄芩　木通　泽泻　芍药　生地各二钱　白蒺藜连刺研碎，五钱，甚者一两　水二钟，煎八分，食远服。

降痈散

治痈疽诸毒，消肿止痛散毒，未成者即消，已成者敛毒速溃可愈。若阳毒炽盛而疼痛势凶者，宜先用此方，其解毒散毒之功神效最速。若坚顽深固者宜用后方。

薄荷新采者佳，用叶　野菊花连根叶，各一握　土贝母半之②　茅根一握　上干者可为末，鲜者可捣烂同贝母研匀。外将茅根煎浓汤去根用，调前末，乘热敷患

---

①　相为奇正：语出《孙子兵法》，原指先兵为正，后兵为奇。此言两方药相互交替使用。

②　之：原作"两"，据上海图书集成本改。

处，仍留前剩汤炖暖，不时润于药上。但不可用冷汤，冷则不散不行，反能为痛，约敷半日，即宜换之，真妙方也。后方凡疽毒坚顽深固，及结核痰滞，宜用此方。

薄荷_{倍用} 生南星 土贝母 朴硝_{各等分} 石灰_{风化者加倍用，或倍用之。}上同为末，用盐卤调杵稠黏，敷患处，经宿干则易之，不必留头。若脓成者，留头亦可。或炒热摊绢上，隔绢贴之亦可。或用麻油调，或用热茅根汤调亦可。若欲止痛速效，加麝香或冰片少许更妙。

百草煎

治百般痈毒，诸疮损伤疼痛、腐肉肿胀，或风寒湿气留聚走注疼痛等证，无不奇效。

百草 凡田野山间者，无论诸品皆可取用。然犹以山草为胜，辛香者佳。冬月可用干者，须预为收采之。上不论多寡，取以多煎浓汤，乘热熏洗患处，仍用布帛蘸熨良久，务令药气蒸透，然后敷贴他药。每日二三次不拘，但以频数为善。盖其性为寒者可以除热，热者可以散寒，香者可以行气，毒者可以解毒，无所不用，亦无所不利。汤得药性，则汤气无害；药得汤气，则药力愈行。凡用百草以煎膏者，其义亦用此。此诚外科中最要、最佳之法，亦传之方外人①者也。

---

① 方外人：超然世俗之外的人。此指僧人或道人。

螵蛸散

治湿热破烂、毒水淋漓等疮；或下部肾囊足股肿痛、下疳诸疮，无不神效。

海螵蛸不必浸淡　人中白或人中黄，硇砂亦可，等分

上为细末，先以百草煎多煎浓汤乘热熏洗，后以此药掺之。如干者以麻油或熬熟猪油，或蜜水调敷之。

肠痈秘方

凡肠痈生于小肚角，微肿而小腹隐痛者。若毒气不散渐入，内攻而溃则成大患，急宜以此方治之。

先用红藤一两许，以好酒二碗，煎一碗，午前一服，醉卧之。午后用紫花地丁一两许，亦如前煎服，服后痛必渐止为效。然后服后末药除根，神妙。

当归五钱　蝉衣　僵蚕各二钱　天龙　大黄各二钱　石蟆蚆①五钱，此草药也　老蜘蛛二个，捉放新瓦上以酒钟覆盖定，外用火煅干存性　上共为末，每空心用酒调送一钱许，逐日渐服自消。

槐花蕊

治杨梅疮、下疳神方。

---

① 石蟆蚆：即石蛤蟆草，其根皮色红，形如蛤蟆。

绵花疮毒及下疳初感，或毒盛经年难愈者，用槐蕊拣净，不必炒，每食前用清酒吞下三钱许，早晚每日三服。服至二三斤，则热毒尽去，可免终身余毒之患，亦无寒凉败脾之虑。此经验神方也。如不能饮，即用滚水盐汤俱可送下，但不及酒送之效捷也。

飞丹散

治寒湿、风湿脚腿等疮。

飞丹①　　人中黄　　轻粉　　水粉②　　　各等分

为末，凡湿烂者，可以干掺，外用油纸包盖。若干陷者，以猪骨髓或猪油调贴之。

绵③花疮点药

杏仁取霜　轻粉真者　二味等分为末，敷于疮上，二三日即痂脱而落。又武定侯方，用雄黄钱半，杏仁三十粒，去皮，轻粉一钱。同为末，用雄猪胆汁调敷，三日即愈，百发百中，天下第一方。

陈修园曰：自连翘金贝煎至此，外科诸方俱佳。

鸡子黄连膏

治火眼暴赤疼痛，热在肤腠浅而易解者用此点之，

---

① 飞丹：飞过的黄丹。
② 水粉：即粉锡。
③ 绵：原作"棉"，据光霁堂本改。

数次可愈。若热由内发，火在阴分者，不宜外用凉药，非惟不能去内热，而且以闭火邪也。用鸡子一枚，开一小窍，单取其清，盛以磁碗，外用黄连一钱，研为粗末，掺于鸡子清上，用箸彻底速打数百，使成浮沫，约得半碗许，即其度矣。安放少顷，用箸拨开浮沫，倾出清汁，用点眼眦，勿得紧闭眼胞挤出其药。必热泪涌出，数次即愈。内加冰片少许尤妙。若鸡子小而清少者，加水二三匙同打亦可。

陈修园曰：此方于实热症相宜。然目视无光，及昏黑倦视等证，皆为阳虚。盖心、肺上焦之阳也，心属火，火能烛物；肺属金，金能鉴物。二脏之阳不宣，则火不能烛，金不能鉴矣。医者不知以补血之药滋肾，下焦之阴愈盛，则上焦之阳愈虚，且令下焦之阴上加于天，白昼如夜，燐火有光，阴云四合，龙雷飞腾。欲滋阴以降火，其实滋阴以助火，则遂增出赤肿红丝、胬肉、羞明诸火象，渐成废疾矣。方法详于《时方妙用》，不赘。

金露散

治赤目肿疼、翳障诸疾。

天竺黄择辛香者用　海螵蛸不必浸洗　月石各一两　飞朱砂　炉甘石片子者佳，煅，淬童便七次，飞净，各八两　上为极细末，磁瓶收贮，每用时旋取数分，研入冰片少许。诸目疾皆妙。

陈修园曰：此药点目甚疼，疼恐伤目，不可用。

二辛煎

治阳明胃火，牙根、口舌肿疼不可当。先用此汤漱之，漱后敷以三香散，抑或仍服清胃等药以治其本。

细辛三钱　生石膏一两　上二味，用水二碗，煎一碗乘热频漱之。

冰玉散

治牙疳、牙痛、口疮、齿衄、喉痹。

生石膏一两　月石七钱　冰片三分　僵蚕一钱　上为极细末，小磁瓶盛贮，敷之吹之。

冰白散

治口舌糜烂及走马牙疳①等证。

人中白倍用之　冰片少许　铜绿用醋制者　杏仁二味等分　上为极细末，敷患处。

代匙散

治喉。

月石　石膏各一钱　脑荷②五分　胆矾五分　粉草三分　僵蚕炒，五分　冰片一分　皂角炙烟尽，五分　上

---

① 疳：原作"痛"，据上海图书集成本改。
② 脑荷：龙脑和薄荷的简称。

为细末，用竹管频吹喉中。

三香散

治牙根肿痛。

丁香　川椒取红，等分　冰片少许　上为末，敷痛处。

固齿将军散

治牙痛牙伤，胃火糜肿。久之牢牙固齿。

锦纹大黄炒，微黄　杜仲炒半黑，各十两　青盐四两
上为末，每日清晨擦漱；火盛者咽之亦可。

熏疥方

朱砂　雄黄　银朱各三分，同研　　大枫子　木鳖子各三个　上将大枫、木鳖先捣碎，乃入前三味拌匀，外以干艾铺卷成筒，约长二寸许足矣。凡熏时须将遍身疥痂悉行抓破，熏之始效。后五六日，复熏一筒，无不悉愈。

杖丹膏

猪板油半斤　黄占①二两　轻粉三钱　水银三钱
冰片三分　先将水银、轻粉同研细，俟猪油熬熟去渣，

---

① 黄占：即黄蜡。

先下黄占熔化，后入末药搅匀收贮，以水浸二三时，令出火毒，用竹纸摊贴，觉热即换。轻者即愈，重者不过旬日。

银珠①烟

治头发生虱及诸疮之有虫者。

用银朱四五分揩擦厚纸上点着，置一干碗中，上用一湿碗露缝覆之，其烟皆着于湿碗之上，乃用指揩擦发中，覆以毡帽，则虮虱皆尽矣。此烟以枣肉和捻作饼或作丸，擦于猪、鸡熟肝之间，用贴诸疮癣之有虫者，及虫蚀肛门者，以绵裹枣肉纳肛门中一宿，无不神效。须留绵在外，以便出之。

雷火针

治风寒湿毒之气留滞经络而为痛为肿不能散者。

五月五日取东引桃枝去皮，两头削如鸡子尖样，长一二寸许。针时以针向灯上点着，随用纸三五层，或布亦可，贴盖患处，将热针按于纸上，随即念咒三遍，病深者再燃再刺之立愈。咒曰：天火地火三昧真火，针天天开，针地地裂，针鬼鬼灭，针人人得长生，百病消除，万物消灭。吾奉太上老君急急如律令。又雷火针新方，乃以药为针者，其法更妙。

---

① 珠：《景岳全书·新方八阵》作"朱"。

白芷　独活　川芎　细辛　牙皂　穿山甲炮，倍用　丁香　枳壳　松香　雄黄　乳香　没药　杜仲　桂枝各一钱　硫黄二钱　麝香不拘　熟艾二三两

上捣为粗末和匀，取艾铺底掺药于上，用上好皮纸卷筒。先须用线绊约两头，防其伸长，然后加纸再捍，务令极实，粗如鸡子尖样，是其度也。乃用鸡子清刷外层卷而裹之，阴干，用法如前。

疥癣光

治疥疮，擦上即愈。癣疮亦妙。

松香一钱　水银　硫黄　枯矾各二钱　樟脑二钱或一钱　麻油　上先将松香、水银加麻油少许，研如糊，后入三味，如膏擦之，神效。

鹅掌风四方

猪胰一具，去油，勿经水　花椒二钱　上用好酒温热，将二味同浸二三日，取胰不时擦手，微火烘之自愈。又方，用白砒三钱，打如豆粒，以麻油一两熬砒至黑，去砒，用油擦手，微烘之，不过二三次即愈。又方，用葱五六根捶破，再用花椒一把同入磁瓦罐中，入醋一碗，后以滚汤冲入，熏洗数次即愈。又方，用榖树①叶煎汤温洗，以火烘干，随用柏柏油②擦之，再以火烘干。少

---

① 榖树：即楮树。
② 柏柏油：柏树油脂和乌桕子油脂。

顷又洗又烘，如此日行三次，不过三五日即愈。

秘传水银膏

擦治杨梅风毒，烂溃危恶，多年不愈等证神验方。

黄柏　黄连各一钱　川大黄五分，三味研末　雄黄　胆矾　青黛　儿茶　铜青各三分　轻粉　枯矾各四分　大枫子去油，取净霜五分，黑者勿用　珍珠一分半，生用　冰片一分半，二味另研末　人言①　人壮者七厘，弱者半分，中者六厘　上十四味，为极细末，分作三分，每分约一钱八分。用番打麻②另为末，若疮重而壮能食者，每分用五分；人弱不起者，每分用三分；中者四分，入前药研匀。水银，人健者，每分用一两，或八九钱；中者或五六钱；卧床不起而极弱者，只可用三钱，决不可再多矣。上先将麻、汞并前药各一分俱入盏内，再入真芝麻油少许，用手指研开，务使汞、药混为一家，渐次增油久研，以不见汞星为度，大约如稀糊可矣。一擦法，用此药擦手足四腕动脉处，每药一分，务分擦三日，每日早晚各擦一次，每次以六七百数为度，擦完用布包之。擦药时，凡周身略破伤处，俱用无麝膏药贴之，膏药须厚摊，每二日一换，换时不可经风，常须避帐幔中。冬月须用厚被暖炕，

---

① 人言：砒石之别名。

② 番打麻：外国船舶用树脂制的照明火炬，其树脂有祛毒杀虫作用。

他时亦须常暖。南方则多用被褥盖垫可也。擦至七日，毒必从齿缝中发出，口吐臭涎。若口齿破烂出血，但用甘草、蜂房煎汤，候冷漱解，不可咽下。轻者只以花椒汤漱之亦可。擦处必皮破，不可畏疼痛而少擦也。忌盐十余日，多更好；并鱼腥、生冷、动气、发风等物一个月。尤忌房事。外如牛肉、烧酒、团鱼之类，须忌二三年。惟荞麦面、羊肉，则终身忌之。大麻风亦可用。

二十四味败毒散<small>随前水银膏</small>

当归　川芎　生地　熟地　芍药　牛膝　防风　荆芥　白芷　防己　忍冬　桔梗　羌活　独活　白鲜皮　薏仁　连翘　木通　陈皮　粉草　黄柏　知母　栀子　黄连　上每帖加土茯苓，干者四两，鲜者须半斤。用水六碗，煎二碗，分三次，每日早晚各服一碗。上方后四味，随其人之阴阳寒热酌而用之。

臁疮隔纸膏

黄占<small>五两</small>　飞丹　铅粉<small>各四两</small>　轻粉　乳香　没药<small>各二钱</small>　冰片<small>二分</small>　麻油<small>春夏二两，秋冬三两</small>　上先将占油煎五六沸，下乳、没；再二三沸下轻粉；随下丹粉。槐柳枝搅十余沸，取起冷定后，下冰片搅匀，瓶盛浸一宿出火毒。先以苦茶洗疮净，将膏用薄油纸刺孔厚摊，间日翻背面贴之，三日一换，三贴即可愈。

收疮散

治湿烂诸疮，肉平不敛，及诸疮毒内肉既平而口有不收者，宜用此最妙。

滑石飞，一两　赤石脂飞，五钱　粉草三钱　上为末，干掺，或用麻油调敷。或加枯矾一钱，痒者极宜。若痒甚者必有虫，先用水银三四钱，同松香二钱研匀，后拌前药和匀敷之。

陈修园曰：自二辛煎至此，多俗传之验方，有效有不效者，寒热虚实之不同也。

女科要旨

内容提要

　　《女科要旨》为陈修园的代表著作之一。该书约著于道光元年（1821），全书共四卷。时陈修园已年近古稀，以自己的临床见解兼融各家学说写成，是其对中医妇科深湛研究之结晶。书成因故未能付梓，在陈氏去世以后 18 年，即道光二十一年（1841），才由其长孙陈心典代为刊行于世。本书卷一论调经、种子；卷二论胎前；卷三论产后；卷四论杂病、外科；书中就上述妇产科病症作了详细的论述。悉以《金匮》为正法，旁采巢元方、陈自明、朱丹溪诸家之说，至为矜慎。讲解病机透彻，所选附方，切合实用，可作为学习中医妇科的参考书。

校注说明

　　《女科要旨》为清代名医陈修园所著。陈修园，名念祖，清代福建长乐人，生于公元 1753 年，卒于 1823 年，享年七十岁。

　　《女科要旨》该书约著于道光元年，全书共 4 卷。时陈修园已年近古稀，以自己的临床见解兼融各家学说写成，是其对中医妇科深湛研究之结晶。书成因故未能付梓，在陈氏去世以后 18 年，即道光二十一年（公元 1841 年），才由其长孙陈心典代为刊行于世。本书卷一论调经、种子；卷二论胎前；卷三论产后；卷四论杂病、外科；书中就上述妇产科病症作了详细的论述。悉以《金匮》为正法，旁采巢元方、陈自明、朱丹溪诸家之说，至为矜慎。讲解病机透彻，所选附方，切合实用，可作为学习中医妇科的参考书。

　　该书自问世以来，代有翻刻，讹误较多，今取善本校注，具体处理方法如下：

　　一、本次校注，以清道光二十一年（1841）本为底本，以光绪二十二年（1896）珍艺书局校订本为主校本，以光绪三十四年（1908）上海章福记石印本为主校本，并参考其他有关各书进行校勘。

二、底本中确系明显之错字、俗字，或笔划小误者，均予以径改，不出校记。如系底本错讹脱衍，需辨明者，则据校本改正或增删，并出校注明。

三、底本与校本不一，而文义均通者，不出校，悉从底本；难予以肯定何者为是者，原文不动，出校注明。

四、底本与校本有异，属底本讹误，均予以校补，出注说明。

五、陈氏诠释经典著作，引用原文常系摘引，凡此情况，不增补，不出校；陈氏引录他书文句常有删节，或缩写改动，凡不失原意者，均置之不论，以保持原貌。

六、底本目录与正文内容有异者，互相增补，出校说明。

七、凡属生僻字、词，加注音及注释。

八、凡属通假字，原文不动，首见出注说明。

九、由于版式更改，原方位词，如"左"、"右"等一律改作"下"、"上"，不出注。

十、凡属书名、篇名，一律加书名号，不出注。

十一、原书卷前有署名"闽长乐陈念祖修园著，男蔚古愚参订、元犀灵石韵注，孙男心典徽庵、心兰芝亭全校字"，一并删去，不出注。

叙　言

医者，意也。《灵》《素》俱在，非神而明之，则拘守成方，将为斯世厉①。顾②医难，而医妇人女子尤难。昔人以小儿为哑科，窃意女科亦然。盖小儿不能言，而妇女则言不能尽，惟得之指下，洞见乎脉与证之相符，庶不致于差谬矣。

吴航陈修园先生，儒也。幼读岐黄，语即精其理，一切时医之论，能力穷其非，引而归于至正。旋由科举出为邑宰③，以四诊法佐抚字④，至今燕南赵北人犹颂之。先生不欲秘活人方，既手刊各种书，又遗属⑤尽刻所著，令嗣⑥遵之，次第行于世，为世利赖⑦。今令孙心典一兄，又以医学成先志。检先生所撰《女科

---

① 厉：干犯，扰乱。《大戴礼记·子张问入官》："厉者，狱之所由生也。"芦辨注："厉，厉乱也。"

② 顾：看，回视。

③ 邑宰：县令。

④ 抚字：对子女的爱护、养育。亦用以称颂官吏治理民政。

⑤ 属：通"嘱"。

⑥ 嗣：子孙。

⑦ 为世利赖：于世人有利。利，好处。赖，依靠。

要旨》，将付梓人，以年与君家世有往来之谊，命作弁言。余既心好先生书，复嘉其后人之能善承家学，存心济人，功诚伟焉。不揣固陋，因为之序。

候官林鸿年拜手

心典少随任北直①，获睹先大父②公余之暇，命先伯父拟注《伤寒论浅注》为前集，命先君拟注《金匮要略浅注》为后集，剖晰详明，以示来者。更遗《女科要旨》一书，命先君韵拟之，未及付梓。回忆当年，典与弟心兰伏读之余，不胜霜露之感③，忽忽几数十春秋矣。是书也，吾祖所殚精瘁虑，以期有裨于世者。不能梓而行之，则吾之责也。谨校之以付攻木氏④。

辛丑荔月长孙心典谨识

---

① 北直：即北直隶，即直隶于北京的地区，相当于今之北京、天津、河北省大部和河南、山东的小部地区。

② 大父：祖父。

③ 霜露之感：悲凉之感。

④ 攻木氏：刻书的人。

目　录

卷　　一

调　　经

门人问曰：妇人以血为主，医者辄云血海，可以实指其所在乎？

陈修园曰：人身之血海，胞也。居膀胱之外，而为膀胱之室。经云：冲脉、任脉皆起于胞中，是男女皆有此血海。但男则运而行之，女则停而止之。运行者无积而不满，故阳气应日而一举；停止者有积而始满，故阴血应月而一下；此男女天癸之总根也。而妇人一科，专以月事为主。经云：任脉通，太冲脉盛，月事以时下，故能有子。盖时者，满三旬之期而一下，以像月盈则亏，下之不失其期，故名月信。

门人高子问曰：女科中好手甚少，不可不大为之振作。因执女科书数十种，属余择而授之。余遍阅大有悟曰：古人以月经名为月信，不止命名确切，而月事之有无、多少、迟速，及一切治疗之原委，无不包括于"信"字之中。夫五行之土，犹五常①之信也。脾为阴土，胃为阳土，而皆属信；信则以时而下，不

---

① 五常：指仁、义、礼、智、信。

愆其期。虽曰心生血，肝藏血，冲任督三脉俱为血海，为月信之原，而其统主则惟脾胃，脾胃和则血自生，谓血生于水谷之精气也。若精血之来，前后、多少、有无不一，谓之不调，不调则为失信矣。经云：土太过则敦阜。阜者，高也；敦者，厚也；既高而又厚，则令除去，宜用平胃散加大黄、白芍药、枳实、桃仁之类。经又云：土不及则卑监。卑者，下也；监者，陷也，坑也。既下而又陷坑，则令培补，宜六君子汤加芎、归、柴、芍及归脾汤之类，此言经水不调以虚实分之也。

又有以阴阳偏胜分之者。许叔微云：妇人病多是月经乍多、乍少，或前、或后，时发疼痛，医者一例呼为经病，不辨阴胜阳，阳胜阴，所以服药少效。盖阴气乘阳气，则胞寒气冷，血不运行，经所谓天寒地冻，水凝成冰，故令乍少，而在月后；或断绝不行。若阳气乘阴，则血气散溢，经所谓天暑地热，经水沸腾，故令乍多，而在月前。或一月数下，或崩漏不止。当别其阴阳，调其气血，使不相乖，以平为期。此叔微统论阴阳之道也。而余则以阴阳二字，专指脾胃而言。盖脾者，太阴之湿土也，不得阳明燥气以调之，则寒湿盛；而阴独胜，阴道常虚，即《内经》卑监之旨也。胃者，阳明之燥土也，不得太阴之湿气以调之，则燥热盛；而阳独胜，阳道常实，即《内经》敦阜之旨也。至于用方，以四物汤加香附、茯神、炙草为主，阴盛加干姜、桂、附、吴萸及桃仁、红花之类，阳盛加知、柏、芩、连、门冬之类，平平浅浅中，亦不可废。若求其所以然之妙，《金匮》温经汤一方，无论阴阳、虚实、闭塞、崩漏、老少，善用之无不应手取效。此特今之习女科者闻之吐舌，即数百年来注《金匮》之家，或识见不到而不能言，或珍为枕秘而不肯言。今修园老矣！不得不择人而传之，但既传之而又嘱之曰：《灵枢经》载黄帝谓雷公曰：此先师之所禁，割臂歃血之盟①也。凡思议不可及之方，若轻以示人，则气泄而不神，必择大学问之人，知其居心长厚者，而后授之。

门人问曰：女人之经，一月一行，其常也；或先或后，或通或塞，其病也；间或有不关于病者，愿闻其说。

曰：天下事有常而即有变。妇人当月事之期，其血不下，只见吐血、衄血、或眼耳出血者，是谓倒经逆行；有三月一行者，是谓居经；有一年一行者，是谓避年；有一生不行而受胎者，是谓暗经；有受胎之后，月月行经而产子者，是谓胎盛，俗名垢胎；有受胎数月，血忽大下而胎不坠者，是谓漏胎。此虽异常，而数患之竟不至害事也。彼皆以妄为常，而中土失其主信之道，如人无信行，全赖狡诈以成家，君子不为

---

① 割臂歃血之盟：古人盟会时，微饮牲血，或含于口中，或涂于口旁，以示诚意。

也。大抵妇人患此者，性情亦必张。

门人问曰：经候不调既得闻命矣，今愿闻调经之法。

曰：诸家调经之说，是非参半。而萧慎斋以调经莫先于去病，录李氏之论一条，以分因详证治法；录方氏之论一条，又参以统论二氏之说，深合鄙意，今全录于后。

李氏云：妇人月水循环，纤疴不作而有子。若兼潮热、腹痛，重则咳嗽、汗、呕，或泻，有潮热则血愈消耗，有汗、咳、呕则气往上行，泻则津偏于后，痛则积结于中，是以必先去病，而后可以滋血调经。就中潮热疼痛，尤为妇人常病。盖血滞积入骨髓，便为骨蒸；血滞积瘀，与日生新血相搏，则为疼痛；血枯不能滋养百骸，则蒸热于内；血枯胞络火盛，或夹痰气、食积、寒冷，则为疼痛。凡此诸病，皆阻经候不调，必先去其病，而后可以调经也。

方氏曰：妇人经病，有月候不调者，有月候不通者；然不调不通中，有兼疼痛者，有兼发热者，此分而为四也。细详之，不调中，有趋前者，有退后者；趋前为热，退后为虚。不通，中有血枯者，有血滞者；血滞宜破血，血枯宜补也。疼痛中，有常时作痛者，有经前经后作痛者；常时与经前为血积①，经后为血虚也。发

---

① 血积：病症名。陈修园曰：血不行则为积，积不去则为恶血。

热中，有常时发热者，有经行发热者；常时为血虚有积，经行为血虚而有热也；是四者之中，又分为八矣。人之气血周流，忽有忧思忿怒，则郁结不行；经前产后，忽遇饮冷形寒，则恶露不尽；此经候不调，不通作痛，发热所由作也。大抵气行血行，气止血止；故治血病以行气为先，香附之类是也。热则流通，寒则凝塞；故治血病以热药为佐，肉桂之类是也。

萧慎斋曰：按妇人有先病而后致经不调者，有因经不调而后生诸病者。如先因病而后经不调，当先治病，病去经自调；若因经不行而后生病，当先调经，则经调病自除。李氏一论，可谓调经之要，然偏而不全，余故补其未尽之旨。若方氏分因详症，诚得统论调经大法。

门人问曰：夫子以月事为月信专主脾胃，不摭《内经》之字句，而独得其精华，究竟从何节得来乎？

曰：《诗》以"思无邪"蔽之，《礼》以"毋不敬"该①之，余此论从"二阳之病发心脾"一节领会出来。今录其原文，又采集各家之注，愿学者熟读而有得之。《内经》云：二阳之病发心脾，有不得隐曲，女子不月，其传为风消，其传为息贲②者，死不治。马元台注云：二阳，足阳明胃脉也。为仓廪之官，主纳水谷，乃不能纳受者何也？此由心脾所发耳。正以女子有不得隐曲之事，郁之于心，故心不能生血，血不能养脾，

---

① 该：通"赅"。
② 贲：原作"奔"，据文义改。

始焉胃有所受，脾不能化，而继则渐不能纳受，故胃病发于心脾也，由是水谷衰少，无以化精微之气，而血脉遂枯，月事不能时下矣。余拟用归脾汤，重加鹿茸、麦门冬，服二十余剂可愈。武叔卿注云：此节当从"隐曲"推解。人有隐情曲意，难以舒其衷，则气郁而不畅；不畅则心气不开，脾气不化，水谷日少，不能变化气血，以入二阳之血海；血海无余，所以不月；余拟用归脾汤，加芍药、柴胡。传为风消者，风之名，火之化也。消，消瘦也。发热消瘦，胃主肌肉也。余拟用归脾汤，加丹皮、栀子、地骨皮、芍药。传为息贲①者，喘息上奔，胃气上逆也；余用《金匮》麦门冬汤。人无胃气则死，故云"死不治"。此一节为经血本原之论也。

门人问曰：妇人经闭，或因家务烦恼，或因胎产、乳子受伤，其不调也有自室女。何以亦有不调之病乎？

余曰：室女患此，甚于妇人，所以多死。室女乃浑全之人，气血正旺，不应阻塞，竟患经闭不行，若非血海干枯，则为经脉逆转。血海干枯者，宜用当归补血汤加麦冬、白芍各五钱，炙甘草二钱；虚极者加附子一钱以助之。倘或失治，则内热咳嗽、肌肉甲错、毫发焦落，而成怯症矣。经脉逆者，宜用金匮麦门冬汤、芍药甘草汤，加牛膝、茜草之类，兼服四乌鲗骨

---

① 贲：原作"奔"，据文义改。

一蓾茹丸以调之。倘或失治，则为吐血、衄血、咳嗽、骨蒸，而成瘵病矣。若肝火炽盛，左胁刺痛，颈生瘰疬，佐以逍遥散。加瓜蒌实、川贝母、生牡蛎、青皮之类。若肝木弦，上寸口鱼际，非药所能治，即与婿配则愈，或与加味逍遥散。若体常怯寒，食少腹胀，佐以六君子汤，加干姜之类；归脾汤、八珍汤可以出入互用。然余又有深一层治法。忆予于乾隆辛丑岁，朱紫坊黄姓之女，年方二十二岁，始因经闭，服行经之药不效，后泄泻不止、食少、骨瘦如柴，服四神、八味之类，泻益甚，而五更至天明数次，便后带血，余主用金匮黄土汤，以赤石脂易黄土，以干姜易附子，每服加生鹿茸五钱，意以先止其泄泻便红，然后再调其经水，连服八剂，泄泻如故，而经水通矣。又服五剂，泻血俱止。后服六君子汤加干姜收功。可知鹿茸入冲任督三脉，大能补血，非无情之草木所可比也。又阅喻嘉言《寓意草》，载杨季登之女，经闭年余，发热食少，肌削多汗，而成劳怯。医见多汗，误谓虚也，投参术，其血愈涸。余诊时，见汗出如蒸笼气水，谓曰：此症可疗处，全在有汗。盖经血内闭止，有从皮毛间透出一路，以汗亦血也，设无汗而血不流，则皮毛干槁而死矣。宜用极苦之药以敛其血，入内而下通于冲脉，则热退经行而血自止，非补药所能效也。于是以龙荟丸日进三次。月余，忽觉经血略至，汗热稍轻。姑减前丸，只日进一次。又一月，经血大至，淋漓五日，而诸病全瘳矣。附此二案，为一虚一实之对，学者当一隅而三反之。

门人问曰：女科书一病一方，且一病而有数方，其方倍于男子。此书于调经一书，止取一十九方，毋乃太简乎？

曰：《内经》只有十二方，《伤寒论》止有一百①一十三方，《金匮》止有一百四十三方，可以谓之方，唐以后合法者甚少，其余不过汇集药品，不可以名方。而女科所传之方，更为浅陋，大失《神农本经》之旨与伊圣制方之法。浅陋之方，姑任浅陋之医辈用之，浅陋之病家服之，服之不愈亦无怨言，或日久而病气衰亦自愈，余姑置弗论也。今诸同学皆好学深思士也。儒者以济人为心，以我之独知俯视一切，未免惊俗。恐济人不广，礼贵从俗，医道何独不然。今取习用之方而精选之，即如四物汤，本浅近而无深义也，余则加入香附、茯神各二钱为佐，是取铁翁道人之交感丸，参赞其内；交感者，以气之化于无形也。又如炙甘草四钱为君，是取仲景先生之复脉汤，主持其际；复脉者，以血之运而不息也。变浅近为神奇。惟熟读《内经》《本经》、仲景书者，方信余言之不谬。又有加减套法：经血先期而至，加芩、连、知、柏；后期而至，加姜、桂、艾叶。实者加陈皮、枳实；虚者加人参、白术；大实而闭者，加大黄、枳实、

---

① 一百：珍艺书局本作"二百"。

桃仁、牛膝，更佐以抵当汤、桃仁承气汤；大虚而枯者，加参、术、鹿茸、牛膝外，更加以人参养荣汤。经行而腹痛拒按者，加延胡索、木香；经已行而腹痛者，加人参、白术、干姜。经水不通，逆行而为吐血、衄血者，加牛膝、泽兰、韭汁、童便。若腹中素有瘀，饮食满闷者，除地黄加枳实、半夏。色紫者，风也，加荆、防、白芷；黑者，热甚也，加芩、连、丹皮、地骨皮；淡白者，虚也，有夹痰停水以混之，加参、芪、陈、半；色如烟尘，水如屋漏水者，合二陈汤，再加防风、秦艽、苍术；如豆汁者，加芩、连；或带黄浑浊者，湿痰也，或成块作片，血不变者，气滞也，加元胡、枳实、陈皮。色变紫黑者，属热者多，属寒者亦有之，宜察脉审症。此外，若恶寒、发热、头痛，有汗加桂枝、姜、枣，无汗加麻黄、细辛之类，详于海藏六合汤不赘。其余归脾、逍遥各方，虽不可与内经四乌鲗骨一藘茹丸等方并论，而视益母胜金丹、巽顺丸之类，则夐①乎远矣！

古今方十九首

平胃散

治土气太过，经血不调。《达生篇》：加芒硝能下死胎。

---

① 夐（xiòng 雄去声）：通"迥"。即远；辽阔之意。

六君子汤

方中参、术、苓、草，脾药也；陈皮、半夏，胃药也；经血生于脾胃，故加归、芍之类，便是调经之方。

四物汤

妇科总方，时人习用之，方中妙在川芎一味。

新定加味四物汤

方论见上。

十全大补汤　八珍汤

二方气血双补，其用药品虽云板实，却亦平稳可从。

人参养荣汤

五脏兼补，视八珍、十全更高一格，以药品之轻重得法也。

生白芍一钱五分　人参　当归　陈皮　桂心徐灵胎《兰台轨范》云：是小桂枝去皮，非肉桂心　黄芪　茯苓　白术　炙草各一钱　远志去骨，五分　五味十四粒熟地七分半

加生姜三片，红枣二枚，水煎温服。

四乌鲗鱼骨一蘆茹丸《内经》

调经种子，亦治男人阳痿。

乌鲗鱼骨四两，去甲　蘆茹一两

长男蔚按：以雀卵丸，如小豆大，食前以鲍鱼汁送下五丸，今酌增为二钱。后人用白毛黑骨雄鸡一只，去毛肠，不见水擦干，用当归二两，川芎一两，入前

药于鸡腹内，加酒二碗，童便一碗，蒸到汁干，将鸡取净肉，和药晒焙为末；或加香附四两，炒紫茯神、人参各一两，为末，炼蜜为丸，如梧桐子大，酒送下，或米汤送下。

抵当汤

通瘀猛剂。见《伤寒论》

桃仁承气汤

通瘀缓剂。见《伤寒论》

蚕砂酒

治月经久闭。按：此方较上二方更为平稳。

蚕砂四两，炒半黄色　无灰酒一壶

上重汤煮熟，去砂，温饮一盏即通。

归脾汤《内经》

二阳之病发心脾一节，此方颇合经旨。

当归　茯神　人参　炙芪　白术　枣仁　龙眼肉各二钱　远志　木香　炙草各一钱　上水煎服。

高鼓峰云：男妇怯弱，不论何症，只以此方去木香，加芍药、麦冬、五味子，服至月余必愈。吾不知也。按方中全赖木香一味，若去之何以成归脾汤乎？若有寒热往来，可加柴胡、芍药；若潮热骨蒸，加丹皮、地骨皮、栀子；若起于怫郁，加贝母、黄连；若腹痛经闭，加桃仁、红花、元胡索之类。

逍遥散

女子善怀，每多忧郁，此方解肝郁也，而诸郁无不兼治。赵养葵谓：五郁皆属于肝也。方从小柴胡汤套出。

越鞠丸《丹溪》

解郁总方。《易思兰医案》治寒热虚实一切杂病，皆从此方变化，屡用屡验。

香附童便制　山栀　川芎　苍术　六神曲

以蒸饼为丸，每服三钱，陈米汤送下。

温经汤

治经闭或经行过多，或崩漏不止，或久不受胎，统名带下。

吴萸三两　当归　川芎　芍药　人参　桂枝　阿胶　丹皮　甘草各二两　生姜三两，一本二两　半夏半升，一本一升　麦冬一升

上十二味，以水一斗，煮取三升，分温三服。

亦主妇人少腹寒，久久不受胎，及过期不来。歌曰：口干腹满掌心烧，卅六疴该谓十二瘕、九痛、七害、五伤、三痼，共三十六种，详于《金匮浅注》中，不赘。带下条，归芍胶芎权各二，权称钟也。称其数各二两。桂参丹草数相伴，八物同用二两也，整升重用麦门冬胜任，减半一升减其半，止有半升也。相需半夏速求，更佐吴茱萸生姜各三两，闭至期不来。崩来而过多不育少腹寒，久不受胎者。各探幽。

次男元犀按：当归、川芎、芍药、阿胶，肝药也；丹皮、桂枝，即心药也；吴茱萸，肝药（亦胃药）也；半夏，胃药，亦冲药也；麦门冬、甘草，即胃药也；

人参补五脏；生姜利诸气也。病在经血，以血生于心藏于肝也；冲为血海也，胃属阳明，厥阴冲脉丽之也。然细绎方意，以阳明为主，吴茱萸用至三两，驱阳明中土之寒；即以麦门冬用至一升，滋阳明中土之燥；一寒一热，不使隅偏，所以谓之温也。半夏用至半升、生姜用至三两者，以姜能去秽而胃气安，夏能降逆而胃气顺也。其余皆相辅而成其温之之用，绝无逐瘀之品，故过期不来者能通之，月经来过多者能止之，少腹寒不受胎者并能治之，其神妙不可言矣！

六味丸

壮水之主，以制阳光。

桂附八味丸

益火之源，以消阴翳。二方治妇人经病。无子加香附童便浸、川贝母、当归各三两，艾叶醋炒二两，多效。

当归补血汤

治血虚发热，症类白虎，但脉不洪长以别之。

黄芪一两　当归三钱

上水煎服。尤在泾《金匮翼》有生地五钱，甘草二钱，余未知其所本。

麦门冬汤

治火逆上气，咽喉不利，止逆下气。

长孙男心典禀按：可借治妇人返经、上逆、吐衄等症。盖以此方专入阳明。阳明之脉，以下行为顺，上行为逆；冲任之脉，丽于阳明；三经主血，故以此方为正治之法。若去粳米，加蜂蜜八钱，取百花之菁华，以补既亡之胃阴，更为周到。然阳明因虚火而逆者固宜此汤，阳明因虚寒而逆者，舍吴茱萸之温降，将何道以镇纳之乎？噫嘻！吐血、衄血之症，违众说而专主此汤，恐汉、唐以下，至今日而始闻是语也。

麦门冬四钱，不去心　煮半夏二钱　大枣二枚　炙甘草一钱　粳米三钱半　人参一钱

上诸味，清水煎服。

修园与诸生，讲学于嵩山之井上草堂，座中有谓某医，自夸为女科名手，执其常用之方来询，余不觉大发一叹，曰：女科本无纯粹可观之书，而世上医辈更不必深求之也。然而相传习用之药，不自知其为害人之品者，则有四：一曰丹参，谓丹参不寒不燥，不补不攻，一味功兼四物，且能去瘀血生新血。李士材谓其去瘀之功，多于生血，为妇人之要药。岂知《本草经》云：丹参味苦微寒，主心腹邪气，肠鸣幽幽如走水，寒热积聚，破癥除瘕，止烦满，益气。一名却蝉，生山谷。通共三十八字。其云主心腹邪气，邪气二字，即下文寒热之气也。邪在心则烦，邪在腹则满，肠居腹内，邪气走于肠中，故幽幽鸣如走水。积聚亦病于腹，积而不散、推之不移为癥，癥者征也，以其有形可征也；或聚或散、推之不移为瘕，瘕者假也，言其假借而成也。其云益气者，通章以心腹邪气为提纲，邪气既除，则正气自然受益，非丹参能补益之也。详经文之旨，专主驱邪，且驱心腹之

里邪，与四物汤之功用，冰炭相反。若以平时调理胎前、产后之常药辄用之，攻伐无过，脏气大伤，即孟夫子所谓安其危而利其灾，乐其所亡是也。此女科习用丹参之害人一也。二曰益母，谓益母能通血脉，调经水，去瘀生新，为妇人之良药。岂知《本草经》云：茺蔚子味辛微温，主明目益精，除水气，久服轻身。茎主瘾疹痒，轻可作浴汤。一名益母，一名益明，一名大札，生池泽。通共四十一字，无一字言及妇人经产之症。其云"微温"者，得春木之气也；味辛者，得秋金之味也。木有制则其性和，性和则有轻身之效，《经》所谓风能生物是也。其云"明目"者，以肝开窍于目也。其云益精者，以精生于饮食之精华，先散于肝而后藏之于肾也。茎主瘾疹痒者，以洗浴能去肌表之风也。若产后肤表微微发热，是外感微风，与此物甚为对症，若重症则不足恃矣。况症重药轻，则病势日甚一日，终至败坏而莫挽。若辈东请西延，别有杀人不见血之技，修园恶之，此女科习益母草之害人二也。三曰何首乌，时医以熟地黄大补阴血，恐其腻膈减食，竟以何首乌代之。岂知何首乌《本草经》不载，而《开宝》有之，极赞其功，但为后人新增之品，或逞其臆见，或得之传闻，不足尚也。余惟于久疟偶用之，取其味涩之能截疟也；久痢偶用之，取其味苦之能坚肠也。若谓其能滋阴补肾，如《开宝》所夸之效，吾不信也。盖药之能滋润者，必其脂液之足也；药之能补养者，必其气味之和也。试问滞涩如首乌，何以能滋？

苦劣如首乌，何以能补？正与地黄相反，何以谓其功用相同而相代乎？此女科习用何首乌之害人三也。四曰郁金，谓妇人之病，多起于郁，郁金能解诸郁，为妇人之良药。而不知此物，《神农本草经》不载，而《唐本》有之，《唐本》云：郁金味苦寒，主血积，下气生肌，上血破恶血，血淋、尿血、金疮。原文只此二十三字。其云气味苦寒者，谓气寒而善降，味苦而善泄也。其云血积者，血不行则为积，积不去则为恶血。血逆于上，从口鼻而出，则为衄血、吐血；血走于下，从便溺而出，有痛为血淋，无痛为尿血；金疮之瘀血不去，则血水不断，不能生肌。此物所以统主之者，以其病原皆由于积血，特取其大有破恶血之功也。盖血以气为主，又标之曰：下气者以苦寒大泄其气，即所以大破其血，视他药更进一步。"解郁"二字，不见经传，切不可惑此邪说。若经水不调因实而闭者，不妨以此决之。若因虚而闭者，是其寇仇。且病起于郁者，即《内经》所谓二阳之病发心脾，大有深旨。若错认此药为解郁而频用之，十不救一。至于怀孕最忌攻破，此药更不可以沾唇。即在产后，非热结停瘀者，亦不可轻用。若外邪未净者，以此擅攻其内，则邪气乘虚而内陷，若气血两虚者，以此重虚其虚，则气血无根而暴脱。此女科习用郁金之害人四也。圣经灼然可据，杂书杂说居然鱼目混珠，甚为不解。昔人谓不读人间非圣书，吾深有昧乎斯言也！尝考神农作赭鞭钩制①，从六阴阳与太乙②，外五岳四渎，土地所生，草石骨肉心灰毛羽干类，皆鞭问之。得其所能治主，当其五味，一日七十毒，是《神农本草经》为辨药之祖。何以后人食唐、宋以后之唾余，或取杂书附会铺张之说及各氏臆断邪说，竟与圣经为难？斯人也，侮圣人之言，吾有四字勘语曰："庸恶陋劣"，不可以为医。《人镜经》谓当碎其碑，污其面，正非过激之谈。

种　子

门人问曰：妇人何以无子？

曰：妇人无子，皆由经水不调。经水所以不调者，皆由内有七情之伤、外有六淫之感，或气血偏盛、阴阳相乘所致。种子之法，即在于调经之中，前论已详矣。若经水既调，身无他病，而亦不孕者，一则身体过于肥盛，脂满子宫而不纳精也，前人有启宫丸一方颇超然。修园最厌女科书，排列许多方名，徒乱人意，究竟是二陈汤加苍术、川芎、六神曲、香附之类，不如直说出来更妙。一则身体过于羸瘦，子宫无血而精不聚也，景岳有育麟珠极效，然亦是八珍汤加菟丝子、鹿茸霜、川椒、杜仲四味，似亦不必另立名色也。其有生女不生男者，系以男人督脉不足，阳不胜阴；令

① 赭鞭钩制：指铁制的农具。
② 六阴阳与太乙：指手足三阴三阳。太乙：即"太一"。

其男人以鹿茸四具，人参一斤，远志四两，菟丝子半斤，醇酒为丸服之。所谓得其要者一言而尽，他书皆繁而无当也。

启宫丸

时方。

半夏制　苍术　香附各四两，童便浸，炒　六神曲炒　茯苓生，研　陈皮各二两，盐水炒　川芎三两，酒炒

蒸饼丸，酒下三钱服。苍术，又一本作白术。

育麟珠

时方。

鹿角霜　川芎　白芍　生白术　茯苓各二两　川椒一两　人参二两　当归四两　杜仲　甘草各一两　菟丝　地黄各四两

上为末，炼蜜为丸，如梧桐子大，米汤无灰酒送下。

门人问曰：妇人不能得孕，或易于得孕，可以诊脉而预知之否乎？

曰：陈楚良云：人身血气，各有虚实寒热之异，惟察脉可以知，舍脉而独言药者，妄也。脉不宜太过而数，数则为热；不宜不及而迟，迟则为寒；不宜太有力而实，实者正气虚，火邪乘之以实也。治法当散郁，以伐其邪，邪去而后正可补。不宜太无力而虚，虚乃血气虚也，治法当补其气血。又有女子气多血少，寒热不调，月水违期，皆当诊脉，而以活法治之。务使夫妇之脉，和平有力，交合有期，不妄用药，乃能生子也。

门人问曰：东垣言：妇人经水甫静，三日前交者成男，以精盛于血也；三日后交者成女，以血盛于精也。七日子宫既闭，虽交而亦不孕。褚氏言：血先至裹精以生男，精先至裹血则生女。《道藏》言：月水净后，一、三、五成男，二、四、六成女。《圣济》言：因气而左动，阳资之则成男；因气而右动，阴资之则成女。程鸣谦言：精之百脉齐到盛乎血则成男；血之百脉齐到盛乎精则成女。此皆一偏之言，不足以语乾坤、阴阳之道也。老子云："天法道，道法自然，亦惟顺之而已"。然天命虽听其自然，而人事亦不可不尽。敢问求嗣果有其法否乎？曰：袁了凡云：天地生物，必有絪缊①之时；万物化生，必有乐育之候。猫犬至微，将受娠也，其雌必狂呼而奔跳，以絪缊乐育之气触之不能自止耳，此天然之节候，生化之真机也。凡妇人一月经行一度，必有一日絪缊之候，于一时辰间，气蒸而热，昏而闷，有欲交接不可忍之状，此的候②也。此时逆而取之则成丹，顺而施之则成胎矣。

门人问曰：妇科论种子繁杂无所适从，而至当不易之法，当宗谁氏？

曰：宋·骆龙吉《内经拾遗》一书，明人增补之，内附种子论一首，方三首，卓然不凡。论云：男女媾

---

① 絪缊：中国哲学术语。同"氤氲"。万物由互相作用而变化生长之意。

② 的候：的当；恰当的时候。

精，万物化生，则偏阴不生，偏阳不长，理必有然者也。然夫妇交媾而不适其会，亦偏阴偏阳之谓也，则以无子而诿于天命，岂不泥乎！间有资药饵以养精血，候月经以种孕育，多峻补以求诡遇，又求嗣未得，而害已随之，深可痛可惜也！兹幸拜名师，于百年中而得有秘授焉：一曰择地，二曰养种，三曰乘时，四曰投虚。地则母之血也，种则父之精也，时则精血交感之会也，虚则去旧生新之初也。余闻之师曰：母不受胎者，气盛血衰故也。衰由伤于寒热，感于七情，气凝血滞，荣卫不和，以致经水前后多少，谓之阴失其道，何以能受？父不种子，气虚精弱故也。弱由过于色欲，伤乎五脏，脏皆有精而藏于肾，肾精既弱，辟之射者力微，矢枉不能中的，谓之阳失其道，何以能种？故腴地①不发瘠种，而大粒亦不长硗②地，调经养精之道所宜讲也，诚精血盛矣，又必待时而动，乘虚而入，如月经一来即记其时，算至三十时辰，则秽气涤净，新血初萌，虚之时也，乘而投之。如恐情窦不开，阴阳背驰，则有奇砭，纳之户内，以动其欲。庶子宫开，两情美，真元媾合，如鱼得水，虽素不孕者亦孕矣。此法历试历验，百发百中者也，岂谬言哉。及其既孕，欲审男女，先以父生年一爻在下，母生年一爻在上，后以受胎之月居中。或遇乾、坎、艮、震，阳象也，则生男；或遇巽、离、坤、

---

① 腴地：肥地。
② 硗：土地坚硬而瘠薄。

兑，阴象也，则生女。有可预知者焉。呜呼！始而无子者，非天也，人自戕其天也。已而有子者，亦非天也，人定可以胜天也。

时方三首

广嗣丸

此方乃论中所谓奇砭纳之户内者也。

沉香　丁香　吴萸　官桂　白及各一钱　蛇床子　木鳖子　杏仁　砂仁　细辛各二钱

上十味，炼蜜为丸，如绿豆大。

固精丸

以下二方，乃论中所谓养精调经之平和药也。

附子一枚，重八钱，脐心作窍如皂角子大，入朱砂三钱，湿纸包煨，用一半　牡蛎一枚，漳泉二府所出者，童便涂遍，厚纸裹，米醋浸透，盐泥固济候干，以炭三斤煨之　桂心去皮　龙齿　当归酒焙洗　乌药天台者　益智去枝梗　杜仲酒洗去丝　石菖蒲烧去毛　山茱去枝梗　牛膝酒浸　秦艽　细辛　桔梗　半夏盐汤泡七次　防风　川椒去子并合口者　茯神　白芍各三钱　干姜一两半，炒半生　辽参一两

上二十一味，研，糯米为丸，取附子肉、朱砂为衣，如桐子大，每服三十丸，加至七十丸，空心淡醋汤或盐汤任下。

增损地黄丸

治月经不调，久而无子。

当归二两，全用　　熟地黄半斤，怀庆者佳　　黄连一两，净

上三味，酒浸一宿，焙干为末，炼蜜为丸，桐子大，每服五十丸至一百丸。如经少，温酒下，经多，米汤下。

外备方三首

五子衍宗丸

治男人精虚无子，阳事不举。

菟丝子八两　　枸杞子　　覆盆子各四两　　五味子　　车前子各三两

炼蜜为丸，如梧桐子大，每早米汤送下三钱。时法以左尺虚，为天一之水衰，宜合六味地黄丸；右尺虚，为地二之火衰，宜合桂附地黄丸；两尺俱虚，为水火俱衰，宜合十补丸。余每用加人参、鹿茸、鱼鳔各四两，或以黄芪一斤，熬膏和蜜炼为丸，为效较速。

长孙男心典按：凡物之多子者，久服之亦令人多子。且菟丝子、车前煮汁，胶腻极似人精，故能益精而聚精；况又得枸杞、覆盆，皆滋润之品以助之乎！尤妙在五味子收涩，与车前子之通利并用，大具天然开阖之妙，亦时方之颇有意义者。

修园于女科择用数方之后，必短注数语，诸子读之，咸谓语短味长。起而问曰：脾胃之药以米汤送下，正法也。而治肝之剂亦用之者，取震坤合德之义也。治肺之剂亦用之，取土旺生金之义也。治心之剂亦用之，取火归土旺之义也。惟肾处最下，用药宜速其下行，若杂以脾胃之药，恐逗留其下行之性，濡滞于中而作胀。前者时行之某医，治一老妇，评于方后云：老年阴虚，当以六味地黄丸为主，而脾胃又须兼顾，加入粳米八钱，为脾胃双补立法。夫子闻之而喷饭。兹何以补肾诸丸，而以米汤送下乎？

曰：《内经》云：精不足者补之以味。味者，五谷之正味也。扁鹊云：损其肾者益其精。精者，五谷之精华也。《洪范》论味，而曰稼穑作甘。甘者，正味也。世间物惟五谷得味之正，但能淡食谷味，最能养精。袁了凡云：煮粥饭中，有厚汁滚作一团者，此米之精液所聚，食之最能补精。余于补肾各丸，必以米汤送下者，此物此志也。若时医以熟地黄与白术、粳米同用者，则有毫厘千里之差耳！

十补丸 治气血两虚，先天之水火俱衰，少年而有老态者。

鹿茸　泽泻　附子　肉桂　山茱　山药　茯神
人参　当归　白术各等分

炼蜜为丸，如梧桐子大，米汤送下三钱。此方与十全大补同意。但十全大补汤从气血之流行处着眼，气血者，后天有形之用也。此方从水火之根本处着眼，水火者，此是先天无形之体也。二方之分别在此。

新定加味交感丸

治妇人不育。

香附去毛，水浸一昼夜，炒老黄色，半斤　菟丝子一斤，制　当归童便浸，晒干　茯神各四两，牛研

炼蜜为丸，如梧桐子大，每早晚各服三钱，米汤下。

次孙男心兰禀按：水与土相调，则草木生；脾与肾相和，则胎息成。菟丝子一物而备水土之气，故取之为君；当归能滋子宫之干燥，故取之为使；至于香附、茯神、铁瓮翁名交感丸，其效详载于《内经拾遗》中，不待赘论。

门人问曰：转女为男，果有此法否乎？

曰：于传有之。有令孕妇佩极大之雄黄者；有令着本夫之衣冠，环水井而左旋三周，面觑井中之形，不令人见者；又于床下暗存刀斧，刀背向上，刀口向下者；密存雄鸡毛羽于席下者。吾亦姑藏其说而弗论之。大抵厚积阴功广行善事，而不没人善，更为第一善事，不必持斋祈祷，定叫熊罴①之占。

① 熊罴（pí皮）：常以比喻凶猛的势力。《诗·小雅》："吉梦维何？维熊维罴。""维熊维罴，男子之详。"后以"熊梦"或"熊罴入梦"为生子的吉兆。

卷 二

胎 前

门人问曰：《金匮》妊娠一门，夫子之注甚详，恐难为浅学道也。此外，还有简易之法，贤愚可共晓否？

曰：夫道一而已矣，浅者自见其浅，深者自见其深也。《金匮》本于《灵》、《素》，后之高明者，得《金匮》之一知半解，敷衍成篇。如今之举业家，取五经四书题目，作臭腐时文，文无定体，惟不失立言之语气，而合时文之法度，斯得矣！兹且从俗而言时法。王海藏云：胎前气血和平，则百病不生。若气旺而热，热则耗气血而胎不安，当清热养血为主。若起居饮食调摄得宜，绝嗜欲，安养胎气，虽感别症，总以安胎为主。又云：安胎之法有二，如母病以致动胎者，但疗母则胎自安；或胎气不固，或有触动以致母病者，宜安胎则母自愈。汪石山云：凡胎前总以养血健脾、清热疏气为主，吾乡称为女科之最上者，父子相传，不外此说。而更深一步者，赵养葵云：胎茎之系于脾，犹钟之系于梁也。若栋柱不固，栋梁亦挠，必使肾中和暖，然后胎有生气，日长而无陨坠之虞。何必定以黄芩、白术哉！此四节，平易近人，行道人不可不俯而相就，毋取惊俗为也。

门人问曰：夫子引王海藏云：热则耗气血而胎不安。而朱丹溪谓胎前当清热养血为主，以白术、黄芩为安胎之圣药。立论相同，而《金匮》治妊娠，开章即以桂枝汤为首方，且有大热之附子汤，温补之胶艾汤，不啻南辕北辙之异！究竟从仲景乎？从海藏、丹溪乎？

曰：海藏、丹溪之论，原从《金匮》常服之当归散得来。《金匮》之附子汤、胶艾汤，又与其本篇养胎之白术散同义，须审妇人平日之体气偏阴偏阳，丰厚羸瘦；致病之因寒因热；病形之多寒多热；病情之喜寒喜热；又合之于脉而治之，不可执一也。

门人问曰：《金匮》论妊娠，开章以桂枝汤居其首，其原文云：妇人得平脉，阴脉小弱，其人渴，不能食，无寒热，名妊娠，桂枝汤主之。于法六十日当有此症，设有医治逆者，却一月加吐下者，则绝之。各家所注，非失之浅则失之凿，请一一明之，以为一隅之举。

曰：《金匮》云：妇人得平脉者，言经水不行，不可为无病之人，而平脉乃无病之脉，诊见

此脉有喜出望外之意，故曰得也。其云阴脉小弱
者，以阴脉属下焦尺部，视上、中二部之脉，不
过小弱，小弱则非等于涩，为血滞之病脉，此即
《内经》所谓妇人有孕，身有病而无邪脉之旨也。
其云渴，不能食者，以妇人所食谷味，化为血气，
下为月水；今月水乍聚而欲成胎，则中焦之气壅
实。中焦者胃也，胃病则懒于纳谷，故不能食，
胃病则燥气偏胜，故口干而渴也。其云无寒热者，
症自内起，不关外邪，安有恶寒发热之象哉。故
以渴，不能食，无寒热七字，为妊娠之确切真语
也。且云于法六十日当有此症者，特为阴脉小弱
一句，自明其师古而不泥古之意。《内经》云：阴
搏阳别，谓之有子。言阴尺脉旺与阳寸迥别。《难
经》云：按之不绝者，有孕也。亦言按阴尺而不
绝也。今云阴脉小弱，何以与前圣后贤相反至此？
而不知妊娠之初，月水乍聚，一月为腜①，二月为
胚，三月为胎。今在六十日之内，其胎尚在将成
未成之间，下焦之血运于中焦，而护腜胚，则下
焦转虚，所以见小弱之脉；过此胎成，则渐见阴
搏与按之不绝之脉矣。其云医治逆者四句。言妊
娠只有六十日，以三月成胎之数计之。却少了一
个月，其形不过为一团结聚之血，岂容药之稍误？

---

① 腜（méi梅）：妇女始怀胎。《广雅·释亲》："腜，胎也。"

若误药而加吐下，则祸不旋踵矣！绝之者，明告其故，更以《周易》勿药之说导之也。其用桂枝汤奈何？盖以身有病而脉无故，又非寒热邪气。凡一切温凉补泻之剂，皆未尽善；惟有桂枝汤一方，调和阴阳之为得也。

门人问曰：巢元方谓妊娠一月名始形，足厥阴脉养之。二月名始膏，足少阳脉养之。三月始胎，手心主脉以养之；当此时，血不流行，形象始化。四月始受水精以成血脉，手少阳脉养之。五月始受火精以成气，足太阴脉养之。六月始受金精以成筋，足阳明脉养之。七月始受木精以成骨，手太阴脉养之。八月始受土精以成肤革，手阳明脉养之。九月始受石精以成毛发，足少阴脉养之。十月五脏六腑，关节人形皆备。陈良甫宗其说，以五行分配四时。徐之才以十月分配某月见某症则用某药。各家之说，当从否乎？

曰：十月分经养胎之说，创自隋之巢氏，张子和即斥其谬矣。须知妇人自受胎以后，十二经气血俱翕聚以养胎元，岂有某经养某月胎之理？又岂有限于某月必见某症，必用某方施治之理？齐东野人之语①，

---

① 齐东野人之语：齐东，旧县名。在山东省中部偏北，孟子答弟子咸丘蒙（齐国人）问上古故事时说"此非君子之言，齐东野人之语也"（《孟子·万章上》）。后世因喻道听途说，荒唐无稽之语为"齐东野语"。

吾辈切勿述之以污口。

门人问曰：时医相传口诀，谓胎前无寒，吾乡女科俱宗此说，然其说与丹溪辈吻合者多，而求之《金匮》则大不然矣。《金匮》云：妇人怀孕六七月，脉弦发热，其胎愈胀，腹痛恶寒者，少腹如扇，所以然者，子脏开故也。当以附子汤温其脏。仲景安胎用附子汤，大有取义。今人置而勿用，岂古法不堪为今用欤？

曰：医之所贵者，力学之外，得明师益友。日举其所治之症与圣经之异同，合而讲论，始知其妙。其云妇人怀孕六七月，其六七月之前，身无大病可知也。今诊其脉弦，弦为阴象，其身发热，热为阳浮，其胎愈胀，胀为虚寒。何以谓之曰愈，愈者，更加之意也。吾于此一字，而知此妇人本脏素属虚寒者，常有微胀，今因病而增胀，故曰愈也。且可因此一字而定其脉。弦为阴盛于内，发热为阳格于外也。且人之一身，以背与腹分其阴阳也。背为阳，而头项该括其中。腹为阴，而大小腹该括其中。今痛而恶寒，不在阳部之背与头项，而在阴部之腹，大腹在脐上之中脘、下脘，乃太阴坤土、阳明中土所属也。小腹在于脐下，乃少阴水脏、膀胱水腑之所属也。小腹两旁名为少腹，乃厥阴肝脏、胞中血海之所居也。今云小腹如扇者，实指子脏虚寒，不能司闭藏之令，故阴中寒气，习习如扇也。附子汤方，《金匮》阙之，其为《伤寒论·少阴篇》之附子汤无疑。《张氏医通》云：世人皆以附子为堕胎百药长，仲景独以为安胎之圣药，若非神而明之，莫敢轻试也。

门人问曰：妊娠二三月，心烦、恶食、呕吐等症，医名恶阻；得胎后，腹常痛，医名胞阻。但恶阻症《金匮》无其名，而胞阻则有之。但阻者，阻隔之义，隔者宜通，保胎岂得用通之法乎？不然何以谓之阻乎？

曰：《金匮》虽无恶阻之名，而第一节云：其人渴，不能食，无寒热，名妊娠，桂枝汤主之。一本"渴"字作"呕"字，注家谓为恶阻，《产宝》谓为子病是也。呕吐不止者，《金匮》用半夏人参丸，主胃有寒饮。若胃热上行而呕吐，《千金》于此方，以生姜易干姜，加茯苓、麦冬，重加鲜竹茹，作汤甚效。方中取半夏味辛降逆，辛则性烈，以直通其阻隔。楼全善、薛立斋皆谓为治恶阻之良方。高鼓峰谓与参、术同用，不独于胎无碍，而且大有健脾、安胎之功。余每用六君子汤辄效。至于胞阻，《金匮》则与漏下、俗名漱经。半产、四五月堕胎，谓之半产。半产后下血不绝、伤其血海。妊娠因癥而下血《金匮》用桂枝茯苓丸下其癥而安其胎。合而并论。盖以胞阻与各症，皆为冲任二脉之所司，病异而源同也。且夫妊娠之胎气，原由阳精内成与阴血外养之者也。今阴血之自结，与胎阻隔而不相和，阴结阴位，所以腹中作痛。书云：通则不痛。通之即所以安之，惟胶艾汤丝丝入扣。且胞阻与所云漏下等症，皆阴阳失于抱负、坤土失于隄①防所致。《金匮》制此方以统治各病，微乎！微乎！方中芎、归宜通其阳血，芍、地宜通其阴血，又得阿胶血肉之品，同类相从以养之，皆令阴阳之抱负也。甘草缓中解急，又得艾叶温暖子宫，补火而生土者以助之，皆令坤土之隄防也。故为调经、止漏、安胎、养血之良方。

又问：《金匮》云：妇人腹中疞痛，当归芍药散主之。亦是胞阻与否？

曰：疞痛者，微痛而绵绵也。乃脾虚反受水凌，郁欲求伸不得，故绵绵作痛，宜当归芍药散兼渗其湿，与胞阻之治不同。

门人问曰：《金匮》云：妇人妊娠，宜当归散主之，此以凉补为安胎法也。又云：妊娠养胎，白术散主之，此以温补为安胎法也。今皆宗丹溪黄芩、白术为安胎之圣药之说，是白术散用蜀椒之法可以永废矣。夫子以为何如？

曰：二方皆主白术，谓白术为安胎之圣药则可；又合黄芩以并言，则未免为一偏之言耳。凡瘦人多火，火盛则耗血而伤胎，宜用当归散。肥白人外盛内虚，虚则生寒，而胎不长，宜用白术散。余内子每得胎三月必坠，遵丹溪法，用药连坠五次。后余赴省应试，

---

① 隄：同"堤"。

内子胎适三个月，漏红欲坠，先慈延族伯字延义，以四物汤加鹿角胶、补骨脂、杜仲、续断各二钱，一服而安。令每旬一次。余归六个月矣，阅其方大为一骇！叹曰：补骨脂《本草》载其坠胎，又合鹿角胶、杜仲之温，川芎之行以助之，竟能如此之效！设余在家，势必力争，又以黄芩、白术坠之矣！此后凡遇胎欲坠之症，不敢专主凉血；而半产应期而坠者，专主火衰论治。扁鹊谓：命门为男子藏精、女子系胞之所，胎孕系于命门，命门之火，即是元气，以此养胎，故有日长之势。譬如果实，生于春而结于夏；若春夏忽作非时之寒气凉风，则果实亦因之以黄陨矣。惟用大补大温之剂，令子宫常得暖气，则胎自日长而有成。若非惯患半产，不必小题大做。凡得胎后，预服扶胎之药，以防漏坠，只用平补之法，余新定所以载丸，最验。

门人问曰：夫子前刻《三字经》，引徐忠可谓：《金匮》妊娠篇凡十方，而丸散居七，汤居三，盖以汤者荡也，妊娠当以安胎为主，则攻补皆宜缓，不宜峻故也。但十方间有未录者，未知其故？

曰：古人识见百倍于今人，凡未悉其所以然之妙者，恐针锋不能相对，贻误后人，故姑阙之。且当归散、白术散二方，余亦罕用也。

门人问曰：海藏以四物等分，随所患之症，加入二味，名六合汤，驱病而无损于胎，且亦简便可从，夫子何不全录之以为法乎？

曰：四物汤为妇科之总方，海藏取之以护胎，胎得所护，则寒、热、攻、补之峻剂，俱在胎外，以除病而胎元则晏然①，不知此法甚巧而可从。但伤寒宜按六经而加之，杂病宜取按各病之主药而加之，难以预定为何药。且海藏表实方加麻黄、细辛尚无大误；而表虚方加防风、苍术，则失之远矣！何不云一合麻黄汤，一合桂枝汤之为得乎！吾更推其意而论正之。子满者，孕妇忽见通身肿满，是胎中夹水，水与血相搏，前方加白术、陈皮、茯苓、泽泻。子气者，病在气而不在水，气滞而足面肿、喘闷烦食，甚则脚指②出黄水，前方去地黄，加香附、紫苏、陈皮、天仙藤、炙甘草，金匮葵子茯苓散慎勿轻用。子悬者，何柏斋谓为浊气举胎上凑也；胎热气逆、心胃胀满，前方去地黄，加紫苏、陈皮、大腹皮、人参、甘草、生姜。子烦者，心中懊憹、口燥心烦，前方加麦冬、知母、竹叶、人参、甘草。子淋者，孕妇小便涩少，乃肺燥而天气不降，前方加天门冬以清之；肾燥而地气不升，前方加细辛以润之；佐木通、茯苓以通其便，人参、甘草以补其虚，即本草安荣散之义。而《金匮》云：妊娠，小便难，饮食如故，以当归贝母苦参丸主之。大意以肺之治节，行于膀胱，则热邪之气除，而淋沥

---

① 晏然：《释名·释言语》"安，晏也。"安逸，平静之意。
② 指：通"趾"。

自止。而转胞症，又与子淋、便难二症分别，或因禀受弱者，或因忧郁伤脾者，或因性急伤肝者，或因忍小便所致者。大抵胎下而压胞①，胞系了戾不通，其状小腹急痛、不得小便，甚至至死，必令胎能举起，悬在中央，胞系得疏，水道自行。前方加参、术、陈、半、升麻、生姜，空心服之，或服药后以手探吐，吐后又服之。又《金匮》云：但利小便则愈，宜肾气丸主之。意者，胞之所以正者。胞之前后左右，皆大气充满，扶之使正，此方大补肾中之气，所以神效。子嗽者，怀孕咳嗽，由于火盛克金，前方加桑白皮、天门冬、紫菀、竹茹、甘草。子痫者，怀孕卒倒无知、目吊口噤、角弓反张，系肝风内动，火势乘风而迅发，前方加羚羊角、钩藤、竹沥、贝母、僵蚕；甚者间服风引汤，继以竹叶石膏汤、鸡子黄连汤以急救之。子鸣者，妊娠腹内儿有哭声，乃脐下疙瘩，儿含口中，因孕妇登高举臂，脱出儿口，以作此声，前方加茯苓、白术，仍散钱于地，令其曲腰拾之，一二刻间疙瘩入儿口，其鸣即止。子喑者，妊娠八九月间，忽然不语。盖胎系于肾，肾脉荣舌本，今因胎气壅闭，肾脉阻塞，应静候其分娩后，则自愈；或用前方加茯苓、远志，一二服亦可。凡此之类，言之不尽，学者以意通之可也。

---

①　胞：同"脬"，膀胱。

门人问曰：妇人妊娠之脉何如？

曰：《内经》及后贤论脉皆繁而难学，惟普明子简便可从。普明子云：经云：妇人有孕者，身有病而无邪脉也。有病，谓经闭。无邪脉，谓脉息如常，不断绝也。经又云：手少阴脉动甚者，孕子也。少阴心也，心主血脉，心脉旺则血旺，而为孕子之兆。经又云：阴搏阳别，谓之有子。言二尺脉旺，与两寸迥别，亦为有孕。以上三者，但得其一，即为孕脉。分而占之，合而推之，而孕脉无遁情矣。或谓流利雀啄，亦为孕脉，何也？

答曰：流利者，血正旺。雀啄者，经脉闭塞不行。故脉疾而歇，至此数月之胎也。不知者断为病脉，则令人耻笑。

或为孕有男女，何以脉而知之乎？

答曰：左寸为太阳，脉浮大知为男也；右寸为太阴，脉沉实知为女也；若两寸皆浮大，主生二男；两尺皆沉实，主生二女。凡胎孕弦、紧、滑、利为顺，沉、细、微、弱为逆也。

门人问曰：妊娠有食忌、药忌，当以谁氏为主？

曰：此一定之板法。《达生篇》及《妇人良方》《女科大成》《济阴纲目》等书，皆互相沿习，今以普明子所定为主。普明子云：有孕之后，凡忌食之物，切宜戒食。

一食鸡子糯米，令子生寸白虫①；一食羊肝，令子多疾；一食鲤鱼，令子成疳；一食犬肉，令子无声；一食兔肉，令子缺唇；一食鳖肉，令子项短；一食鸭子，令子心寒；一食螃蟹，多致横生；一食雀肉，令子多淫；一食豆酱，令子发哮；一食野兽肉，令子多怪疾；一食生姜，令子多指；一食水鸡、鳝鱼，令子生癫；一食骡、马肉，延月难生。如此之类，无不验者，所当深戒。

又云：娠孕药忌歌，凡数十种，推之尚不止此。然药中如斑蝥、水蛭、蛇蜕、蜈蚣、水银、信砒等药，皆非恒用之品，姑置不论。兹特选其易犯者约纂数语，俾医者举笔存神，免致差误。其他怪异、峻险之品，在有孕时，自应避忌，不待言也。

歌曰：乌头附子与天雄，牛黄巴豆并桃仁；芒硝大黄牡丹桂，牛膝藜芦茅茜根；槐角红花与皂角，三棱莪术薏苡仁；干漆茴茹瞿麦穗，半夏南星通草同；干姜大蒜马刀豆，延胡常山麝莫闻。此系妇人胎前忌，常须记念在心胸。

长孙心典按：上药忌犯似矣。然安胎止呕有用半夏者，娠孕热病有用大黄者，娠孕中寒有用干姜、桂、附者，是何说也？昔黄帝问于岐伯曰：妇人重身，毒之何如？岐伯对曰：有故无殒，亦无殒也。大积大聚，

---

① 寸白虫：即绦虫病。

其可犯也，衰其大半而止。有故者，谓有病；无殒者，无殒乎胎也；亦无殒者，于产母亦无殒也。盖有病则病当之，故毒药无损乎胎气。然大积大聚，病势坚强，乃可以投之，又须得半而止，不宜过剂，则慎之又慎矣！用药者，可不按岐黄之大法耶？

门人问曰：临产将护及救治之法何如？

曰：《达生篇》一书，发挥详尽，一字一珠，不必再赘。凡男人遇本妇①怀孕，宜执此书，日与讲论三四页，不过半月也，可令全书熟记。较日夜与之博弈，或闲谈消遣，孰得孰失？请一再思之。余又于《达生篇》所未及者补之：凡验产法，腰痛腹不痛者未产；腹痛腰不痛未产；必腰腹齐痛甚紧时，此真欲产也。如或迟滞，以药投之则得矣。盖天之生人，原造化自然之妙，不用人力之造作，但顺其性之自然而已。

次男元犀按：凡新产之妇，其脏气坚固，胞胎紧实，产前宜服保生无忧散二三剂，撑开道路，则易生。此方于浆水未行时服之，若浆水既行，迟滞不产，劳倦神疲，宜十全大补汤以助其力。且恐浆水太过，血伤而胎不灵活，急宜当归补血汤，或加肉桂，或加附子随宜。此高鼓峰之心法，余屡用屡效。或交骨不开，或阴门不闭、子宫不收，三者皆元气不足。交骨不开者，前人传有加味归芎汤，张石顽立论诋之，谓每见

_____

① 本妇：自己的妻子。

服此，恶血凝滞，反成不救，惟大剂人参、童便入芎、归剂中，助其气血，立效。阴门不闭者，十全大补汤倍参、桂，补而敛之。子宫不收者，补中益气汤加酒芍一钱、肉桂五分，补而举之。其实张石顽之论，亦未免矫枉过正。即如加味芎归汤，谓为力量不大则可，谓为留血增病则不可。至于前人所传试验之丸，催生有华佗顺生丹、如神散。胞衣不下有失笑散、花蕊石散，业是道者不可不备。又，难产，灸产妇右足小趾尖，艾炷如小豆大，三五炷立产，不可不预讲其法。

金匮方八首　时方九首

桂枝汤《金匮》

妊娠胎前第一方。尤在泾云：脉无故而身有病，而又无寒热邪气，则无可施治，惟有桂枝汤调和阴阳而已矣。徐忠可云：桂枝汤，外症得之为解肌和荣，内症得之为化气调阴阳也。今妊娠初得，上下本无病，因子宫有凝气溢上下故，但以芍药一味，固其阴气，使不得上溢；以桂甘姜枣，扶上焦之阳，而和其胃气；但令上焦之阳气充，能御相侵之阴气，足矣！未尝治病，正所以治病也。否则，以渴为邪热以解之，以不能食为脾不健而燥之，岂不谬哉！

桂枝茯苓丸

治妇人宿有癥病，成胎后三月而得漏下，又三月应期而下，而无前后参差，且动在脐上，不在脐下，可以定其为胎。有胎而仍漏下者，以旧血未去，则新血不能入胞养胎，而下走不止。此方先下其癥，即是安胎法。

桂枝　茯苓　丹皮　桃仁去皮尖　芍药各等分

上五味研末，炼蜜糊丸，如兔屎大，每日食前服一丸，不瘥，加至三丸。

歌曰：癥痼未除恐害胎，胎动于脐下，为欲落：动于脐上，是每月凑集之血；癥痼之气妨害之，而下漏也。胎安癥去悟新栽，桂苓丹芍桃同等，气血阴阳本末该。

次孙心兰禀按：桂枝、芍药，一阳一阴；茯苓、丹皮，一气一血；合之桃仁，逐旧而不伤新；为丸缓服，所以为佳。

附子汤

方见《伤寒论》。

胶艾汤

《金匮》云：妇人有漏下者，有半产后因续下血不绝者，有妊娠下血者，假令妊娠腹中痛，为胞阻，胶艾汤主之。

干地黄六两　川芎　阿胶　甘草各二两　艾叶　当归各三两　芍药四两

上七味，以水五升、清酒三升合煮；取三升，去滓，纳胶令消尽，温服一升，日三服，不瘥更作。

歌曰：妊娠腹痛阻胎胞，名曰胞阻，以胞中之气血虚寒，而阻其化育也，二两川芎草与胶，归艾各三芍四两，地黄六两去枝梢。

次男元犀按：芎、归、芍、地，补血之药也。然血不自生，生于阳阴之水谷，故以甘草补之；阿胶滋血海，为胎产百病之要药；艾叶暖子宫，为调经安胎之专品；合之为厥阴、少阴、阳明及冲任兼治之神剂也。后人去甘草、阿胶、艾叶，名为四物汤，则板实而不灵矣。此解与本论中所解互异，学者当于所以异处而悟其所以同，则知圣方如神龙变化，不可方物①也。

当归芍药散

当归　川芎各三两　芍药一斤　茯苓　白术各四两　泽泻半斤

上六味，杵为散，取方寸匕，加酒和，日三服。

歌曰：妊娠疠痛势绵绵，不若寒热之绞痛，血气之刺痛之，三两芎归润且宣，芍药一斤泽减半，术苓四两妙盘施。

次男元犀按：怀妊腹痛，多属血虚，而血生于中气。中者，土也，土燥不生物，故以归、芎、芍滋之；土湿亦不生物，故以苓、术、泽泻渗之；燥湿得宜，则中气治而血自生，其痛自止。

---

① 方物：辨别。《国语·楚语下》："民神杂糅，不可方物"。韦昭注："方，犹别也"。

当归贝母苦参丸

当归　贝母　苦参各四两

上三味，末之，炼蜜为丸，如小豆大，饮服三丸，加至十丸。

歌曰：饮食如常小水难，妊娠郁热液因干，苦参四两同归贝，饮服三丸至十丸。男子加滑石五钱。

次男元犀按：苦参、当归，补心血而清心火。贝母开肺郁而泻肺火。然心火不降，则小便短涩；肺气不行于膀胱，则水道不通。此方为下病上取之法也。况贝母主淋沥邪气，《神农本草》有明文哉！

当归散

当归　黄芩　芍药　川芎各一斤　白术半斤

上五味，杵为散，酒服方寸匕，日再服。妊娠常服即易产，胎无疾苦，产后百病悉主之。

歌曰：万物原来自土生，妊娠常服之剂，当以补脾阴为主，土中涵湿遂生生，不穷。一斤芎芍归滋血，血为湿化，胎尤赖之。八两术一斤芩术本脾药，今协血药而入脾土，则土得湿气而生物，又有黄芩之苦寒，清脾以主之，肺气利则血不滞，所以生物不息。大化成。

白术散

白术　川芎　蜀椒三分，去汗　牡蛎

上四味，杵为散，酒服三钱匕，日三服，夜一服。

但苦痛，加芍药。心下毒痛，倍加川芎。心烦、吐、痛、不能饮食，加细辛一两，半夏大者二十枚，服之后，更以醋浆水服之；若呕，以醋浆水服之；复不解者，小麦汁服之已；后渴者。大麦粥服之；病虽愈服之勿置。

歌曰：胎由土载术之功，血养相资妙有芎，土以载之，血以养之，阴气上凌椒摄下，胎忌阴气上逆，蜀椒具纯阳之性，阳以阴为家，故能使上焦之热而下降。蛎潜龙性得真铨。牡蛎水气所结，味咸性寒，寒以制热燎原，咸以导龙入海。此方旧本三物各三分，牡蛎阙之。徐灵胎云：原本无分两。

加减歌曰：苦痛芍药加最美；心下毒痛倚芎是；吐痛不食心又烦，加夏廿枚一细使，醋浆水须服后吞，若还不呕药可止；不解者以小麦煮汁尝，以后渴者大麦粥喜；既愈常服勿轻抛，壶中阴阳大燮理①。

程云来云：以大麦粥能调中补脾，故服之勿置，非指上药可常服也。此解亦超。方义已详歌中，不再释。

新定所以载丸

治胎气不安不长，妇人半产，或三月或五月按期不移者，必终身不能大产②，惟此丸可以治之。

白术一斤，去皮，芦放糯米上蒸半炷香久，勿泄气，晒干研为末　人参八两，焙为末　桑寄生六两，以自收者为真，不见铜铁，为末　云茯苓六两，生研为末　川杜仲八

---

① 燮理：同"爕"。调理。
② 大产：即正常分娩。

两，炒去丝，为末

以大枣一斤擘开，以长流水熬汁迭丸，如梧桐子大，晒干退火气，密贮勿令泄气。每早晚各三钱，以米汤送下。

按：白术为补土之正药，土为万物之母而载万物，故本方取之为君。茯苓感苍松之气而生，苗不出土，独得土气之全而暗长；桑寄生感桑精之气而生，根不入土，自具土性之足而敷荣。一者伏于土中，俨若子居母腹；一者寄于枝上，居然胎系母胞；二物夺天地造化之神功，故能资养气血于无形之处，而取效倍于他药也。杜仲补先天之水火，而其多丝尤能系维而不坠。人参具三才之位育，而其多液尤能涵养以成功。今年甲子，四百一十四甲子矣。此方从读书颇多、临症颇熟悟出。盖自唐宋以后，著女科书之前辈，不下数百人，未闻有一人道及于此，今特为补论，大为快事。

神验保生无忧散

妇人临产先服一二剂，自然易生。或遇横生倒产，甚至连日不生，速服一二剂，应手取效，可救孕妇产难之灾，常保母子安全之吉。

当归酒洗，一钱五分　川贝母一钱　黄芪　荆芥穗各八分　厚朴姜汁炒　艾叶各七分　菟丝子一钱四分　川芎一钱三分　羌活五分　枳壳麸炒，六分　甘草五分　白芍酒洗，炒，一钱二分，冬月用一钱水二钟，姜三片，煎至八分，空腹温服。

普明子曰：此方流传海内，用者无不响应，而制方之妙，人皆不得其解，是故疑信相半。余因解之，新孕妇人，胎气完固，腹皮紧窄，气血裹其胞胎，最难转动。此方用撑法焉。当归、川芎、白芍、养血活血也；厚朴，去瘀血者也，用之撑开血脉，俾恶露不致填塞；羌活、荆芥，疏通太阳，将背后一撑，太阳经脉最长，太阳治而诸经皆治；枳壳疏里结气，将面前一撑，俾胎气血敛抑而无阻滞之虞；艾穗撑动子宫，则胞胎灵动；川贝、菟丝，最能运胎顺产，将胎气全体一撑，大具天然活泼之趣矣！加黄芪者，所以撑扶元气，元气旺则转动有力也；生姜通神明去秽恶，散寒止呕，所以撑扶正气而安胃气；甘草协和诸药，俾其左宜右有，而全其撑法之神者也。此真无上良方，而今人不知所用，即用之而不知制方之妙，则亦惘惘然矣！予故备言之以醒学者。

华佗顺生丹

朱砂五钱，研细，水飞　　明乳香一两，箬上炙干

上为末，端午日，猪心血为丸，如芡实大，每服一丸。用当归三钱，川芎二钱，煎汤送下（不经女人手）。

催生如神丹

治逆产横生，其功甚大。

百草霜　白芷不见火，为末，各等分

上每服三钱，以童便、米醋和如膏，加沸汤调之；或用酒煎，加入童便少许，热服。书云：血见黑则止。此药不但顺生，大能固血，又免血枯之妙。

加味芎归汤

当归五钱　自败龟板童便炙酥　川芎各三钱　妇人头发一握，烧灰存性

水煎服。约人行五里许即生，设是死胎亦下。灼过龟板亦可用。

次男元犀按：阴虚而交骨不开用此。阳虚而交骨不闭，用当归补血汤加桂、附，又以热童便一半调之，此一阴一阳之对子也。何张石顽过诋之？

当归补血汤

当归二钱　黄芪一两

长孙心典禀按：胎犹舟也，血犹水也；水涨则舟浮，血干则胎滞，其彰明较著也。若浆水既行，行之过多而不产，恐十全、八珍之功缓而不及，惟此汤黄芪五倍于当归，借气药以生其血，气行迅速而血即相随，而胎遂得血而顺下矣。然犹恐素体虚弱，必加附子之走而不守，以助药力，勿疑附子之过于辛热而少用也。高鼓峰谓：一切难产症，于补血大剂之中，再加肉桂二三钱，堪云神验。

失笑散

治瘀血胀胞，并治儿枕痛，神效。

蒲黄炒　五灵脂去土，炒，各等分

共为末，醋糊丸，如桐子大，每服二三钱，淡醋水下。

花蕊石散

治产后败血不尽，血迷血晕，胎衣不下，胀急不省人事，但心头温者。急用一服灌下，瘀血化水而出，其人即苏，效验如神，医家不可缺此。

花蕊石一斤　土色硫黄四两

上为末，和匀，先用纸泥封固瓦罐一个，入二药；仍用纸泥封口，晒干，用炭煅二炷香；次日取出研细，每服一钱，童便和热酒调下，甚者用二三钱。

牛膝散

治胎衣不下，腹中胀急，以此药腐化而下，缓则不救。

牛膝　川芎　蒲黄炒　丹皮各二两　桂心四钱　当归一两五钱

共为末，每服五钱，水煎服。

又妇人服药，勿犯三大忌：一曰麦蘖①，一曰牛膝，一曰木耳。又，头蚕子亦然。余于胎前谆谆嘱其勿犯，业医者当知所戒矣。

① 麦蘖：麦芽。

卷　三

产　后

门人问曰：产后症诸家议论不一，治法互异。而吾闽历久相传，俱宗朱丹溪所云：产后有病，先固气血。故产后以大补气血为主，虽有杂病，以末治之。薛立斋、汪石山极赞其妙，而陈良甫、单养贤诸论皆不出其范围，虞天民、叶以潜又以去瘀血为主，二说互参，可以得攻、补两大法，究竟当从与否？

曰：此皆庸俗之见，亦且一偏之言，不足听也。今节录《内经》二条、《金匮·产后》全册以注之。各家之说一概置之弗言，所谓群言淆乱衷于圣是也。

《内经》云：乳子之时而患伤寒病热，脉止宜悬小，不宜实大，以产后新虚故也。手足温则生，若脉虽悬小，而见手足俱寒是脾气衰绝，阴气暴起则死。

又云：乳子中风，而身为大热、以至喘、鸣息粗者，为风热逆于阳位故也，其脉必不能悬小而实大，但须实大之中，而见往来而和缓是脾胃之气，尚荣于脉则生，设见疾急则脾胃已绝，必死。此二节以脾胃为主。可知《内经》所独重，彼诸家互相辨驳，终不足言也。昔人云："片语会心非是少"，即读书得间之谓也。

门人问曰：《金匮》较《伤寒论》更为难读，夫子于产后独主之，曷故？

曰：医，儒者事也。先其事之所难，东鲁明训。而因陋就简，直市医耳。且随症条分各目，胪列①方治，不得其头绪，如治丝而棼②之也。今举《金匮》为主，若得其一知半解，便足活人，故全录于下。

尝论历代未立考试医生之制，其失业之辈混充之，以为糊口之术，所以日流日下，而女科其尤甚者。若明理之人，遇医辈先询之曰：岐黄后，若仲景可称上医否？不知者曰：我不知其为何人也。其知者曰：汉代之医圣，相去久远而难从耳。夫时有古今之异，岂天之五运六气、人之五脏六腑亦有颠倒变迁之异乎？知与不知，不过以五十步笑百步耳。设有明理者，楷录此册第一节、第二节原文，今时行之医，每句浅浅讲得下，则是上好名医；即一时讲不下，肯执所录原文，携回查对各本旧注，略能敷衍讲得去，便知渠家亦藏有正书，必不至有大支离处，亦是好医；或携其原文，转向心服之医友处，东摸西捉，约略于皮毛上说得来，便知渠门尚有一二读书好友，亦不至有大荒

---

① 胪（lú 炉）列：排列。

② 棼（fén 焚）：纷乱。

唐处，亦是好医。余欲求其数种人，不能旦暮遇之，实为憾事。且习闻其自文曰：彼是仲景派，我是刘、张、朱、李前四大家派，我是王肯堂、薛立斋、张景岳、喻嘉言后四大家派。且时行《临证指南》，其药惯用生姜滓、泡淡附子、地黄炭、泡淡吴萸、漂淡白术，及一切药炭，海中各种干壳，皆无气无味之类。其治法，开口便云五行三合，双山颠倒，化合之妙，皆渺茫无据之说。虚病则云以人补人，多仗紫河车熬膏。此物大秽、大毒、大动火，每见百服百死。病人宜存好心行好事，切勿听此忍心害理之言。久病则云入络，以老丝瓜、鲜竹茹、当归须、忍冬藤、刺蒺藜之类为秘药；又以西瓜翠皮、鲜荷梗、淡菜肉、海参之类为新奇；不能于《指南》中，择其善而从之，而惟集其所短。天士有知，当必斥之、谴之。而竟张大其说曰：我是叶天士一派。斯言也，彼妄言之，我妄听之，其为斯道何哉？所望行道诸君子，速进去相沿之病，从事于圣经贤训，亦不失为善改过之君子矣！

　　《金匮》云：问曰：新产妇人有三病，一曰病痉，二曰病郁冒，三曰大便难，何谓也？师曰：新产之妇，畏其无汗。若无汗，则荣卫不相和，而为发热无汗等症，似乎伤寒之表病，但舌头无白苔，及无头痛项强之可辨也。然而虽欲有汗，又恐其血虚，气热，热则腠理开，而多汗出，汗出则腠理愈开，而喜中风，血不养筋，而风又动火，故令病痉。新产之妇，畏血不行，若不行，则血瘀于内，而为发热、腹痛等症，似乎伤寒之里病，但舌无黄苔，及无大烦躁、大狂渴之可辨也。然虽欲血下，又恐过多而亡血，血亡，其气无耦①而外泄，则复汗，血气两耗，则寒自内生而寒多，血为阴，阴亡失守；气为阳，阳虚上厥；故令头眩目瞀，或不省人事而郁冒。新产之妇，虽欲其汗出血行，又恐汗与血过多，以致亡津液，胃干，肠燥，故大便难。三者不同，其为亡血、伤津则一也。此为产后提出三病以为纲，非谓产后止此三病也。

上言新产之病，其提纲有三，然痉病有竹叶汤之治法，另详于后。试先言郁冒与大便难相兼之症。产妇郁冒，与大便难二病，皆因亡血、伤津所致。故其脉俱见微弱，惟呕而不能食，大便反坚，是为大便难纲中之兼症。一身无汗但头上汗出。为郁冒纲中之专症。所以然者，血虚则阴竭于下，而为下厥，下厥则孤阳上越，而必冒。推而言之，凡素患郁冒之人，名曰冒家。吾观冒家欲解，必令大汗出，而始解。以血虚为下厥，下厥则孤阳无依，而上出，故头汗出。此头汗出，为郁冒病纲中之大眼目也。所以产妇头汗既出，又喜其通身汗出者，以亡阴血虚，阳气独盛，故当损阳，令其汗出，损阳就阴，则阴阳乃平而复。盖阴阳之枢，操自少阳，非小柴胡汤不能转其枢而使之

---

① 耦：配偶，同伴。

平。至于产后大便难之纲中，其症俱便燥而且坚，由于血行过多，则阳明之血海干枯，而血不濡于下；不濡于下，则反逆于上而为呕失和于中，而为不能食，阳明属胃，为血海，血不自生，生于所纳之水谷。人但知消导为平胃转胃，降逆顺气为安胃，甘寒柔润为补胃，而不知小柴胡汤为和胃深一层治法。《伤寒》小柴胡汤方后云：上焦得通、津液得下、胃气因和三句，移来此一节，堪为此症之铁板注脚也。故以上二症，而统以小柴胡汤主之。此为郁冒与大便难之相兼者，详其病因而出其方治也。

郁冒之病既解而能食，至七八日更发热者，然发热而不恶寒，便知其不在表而在里矣。因能食而更发热，便知其非虚病而为食复症矣。此为胃实，大承气汤主之。此言大虚之后有实症，即当以实治之也。若畏承气之峻而不敢用，恐因循致虚，病变百出。甚矣哉！庸庸者不足以共事也。若畏承气之峻，而用谷芽、麦芽、山楂、神曲之类，消耗胃气，亦为害事。

产后属虚，客寒阻滞血气，则腹中疗痛，以当归生姜羊肉汤主之；并治腹中寒疝，虚劳不足。

参各家说：疗痛者，缓缓痛也。概属客寒相阻，故以当归通血分之滞，生姜行气分之寒。然胎前责实，故当归白芍散内加茯苓、泽泻，泻其水湿。此属产后，大概责虚，故以当归养血而行血滞；生姜散寒而行气滞；又主以羊肉味厚、气温，补气而生血；俾气血得温，则邪自散而痛止矣。此方攻补兼施，故并治寒疝虚损。或疑羊肉太补，而不知孙真人谓：羊肉止痛，利产妇。古训凿凿可据，又奚疑哉？

然痛亦有不属于虚者，不可不知。产后腹痛，若不烦不满，为中虚而寒动也。今则火上逆而烦气壅滞而满胃不和而不得卧，此热下郁而碍上也。以枳实芍药散主之。此为腹痛而烦满不得卧者，出其方治也。方意是调和气血之滞，所谓通则不痛之轻剂也。下以大麦粥者，并和其肝气，而养其心脾，故痛脓亦主之。

师曰：产妇腹痛，法当以枳实芍药散，假令不愈者，此为热灼血干，腹中有干血，其痛著于脐下，非枳实等药所能治也，宜下瘀血汤主之，亦主经水不利。此为痛着脐下，出其方治也。意者病去则虚自回，不必疑其过峻。

然亦有不可专下其瘀血者，不可不知。产后七八日，无头痛、发热、恶寒之太阳症，少腹坚痛，此恶露不尽；治者不过下其瘀血而已，然其不大便，烦躁发热，切脉微实，是胃家之实也。阳明旺于申酉戌，日晡是阳明向旺之时也。而其再倍发热，至日晡时烦躁者，又胃热之验也。食入于胃，长气于阳，若不食，则已，而食入则助胃之热为谵语，又胃热之验也。然又有最确之辨，昼阳也，夜阴也，若病果在阴，宜昼轻而夜重。今至夜间，应阳明气衰之时，而即稍愈，其为胃家之实热，更无疑也。大承气汤主之。盖此汤热与结兼祛，以阳明之热在里，少腹之结在膀胱也。此言血虽结于少腹，若胃有实热，当以大承气汤主之。若但治其血而遗其胃，则血虽去而热不除，即血亦未必能去也。

此条"至夜则愈"四字，为辨症大眼目。盖昼为阳而主气，暮为阴而主血。观上节"妇人伤寒发热，经水适来，昼日明了，暮则谵语，如见鬼状者，此为热入血室。"以此数语，而对面寻绎①之便知，至夜则愈，知其病不专在血也。

产后中风，续续数十日不解，似不应在桂枝症之例矣。然头微痛恶寒，时时有热，皆桂枝本症中。惟有心下闷一症，邪入胸膈为太阳之里症。其余干呕汗出，俱为桂枝症例中本有之症，是桂枝症更进一层，即为阳旦症。桂枝汤稍为增加，即为阳旦汤。其病虽久，而阳旦症续在者，可与阳旦汤。

张石顽云：举此与上文承气汤，为一表一里之对子，不以日数之多而疑其表症也。

男元犀按：此言产后阳旦症未罢，病虽久而仍用其方也。《伤寒论·太阳篇》有因加附子参其间、增桂令汗出之句。言因者，承上文病症象桂枝，因取桂枝之原方也；言增桂者，即于桂枝汤原方外，更增桂枝二两，合共五两是也。言加附子参其间者，即于前方

---

① 寻绎：引出头绪，录求；分析。

间参以附子一枚也。孙真人于此数句未能体认，反以桂枝汤加黄芩为阳旦汤，后人因之，至今相沿不解甚矣，读书之难也！然此方《伤寒论》特笔用"令汗出"三字，大是眼目，其与桂枝加附子之治遂漏者，为同中之异，而亦异中之同。盖止汗漏者，匡正[①]之功；令汗出者，驱邪之力；泛应曲当，方之所以入神也。上节里热成实，虽产后七八日，与大承气汤而不伤于峻。此节表邪不解，虽数十日之久，与阳旦汤而不虑其散。此中之奥妙，难与浅人道也。丹溪谓产后惟大补气血为主，其余以末治之。又云：芍药伐生生之气。此授庸医藏拙之术以误人，不得不直斥之。

　　长孙心典禀按：头疼恶寒，时时有热，自汗干呕，俱是桂枝症。而不用桂枝汤者，以心下闷，当用桂枝去芍药汤之法。今因产后亡血，不可径去芍药，须当增桂以宣其阳，汗出至数十日之久，虽与发汗遂漏者迥别，亦当借桂枝加附子汤之法，固少阴之根以止汗，且止汗即在发汗之中，此所以阳旦汤为丝丝入扣也。

　　前以痉病为产后三大纲之一。然痉病本起于中风，今以中风将变痉病而言之。产后中风，发热，面正赤，喘而头痛，此病在太阳，连及阳明。而产后正气大虚，又不能以胜邪气，诚恐变为痉症，以竹叶汤主之。此

---

　　① 匡正：扶正；纠正。

为产后中风，正虚邪盛者，而出其补正散邪之方也。方中以竹叶为君者，以风为阳邪，不解即变为热，热盛则灼筋而成痉，故于温散药中，先君以竹叶而折其势，即杜渐防微之道也。太阳明之脉，上行至头；阳明脉过膈上，循于面；二经合病多加葛根。

妇人乳中虚，烦乱，呕逆，安中益气，竹皮大丸主之。

徐忠可云：乳者，乳子之妇也。言乳汁去多，则阴血不足而胃中亦虚。《内经》云：阴者，中之守也。阴虚不能胜阳，而火上壅则烦，气上越则呕。烦而乱而烦之甚也，呕而逆则呕之甚也。病本全由中虚，然而药止用竹茹、桂、甘、石膏、白薇者，盖中虚而至为呕为烦，则胆腑受邪，烦呕为主病，故以竹茹之除烦止呕者为君；胸中阳气不用，故以桂、甘扶阳而化其逆气者为臣；以石膏凉上焦气分之虚热为佐，以白薇去表间之浮热为使。要知烦乱呕逆而无腹痛下痢等证，虽虚无寒可知也。妙在加桂于凉剂中，尤妙在生甘草独多，意谓散蕴蓄之邪，复清阳之气，中即自安，气即自益，故无一补剂。而又注其立汤之本意，曰安中益气，竹皮大丸神哉！喘加柏实。柏每西向，得西方之气最深，故能益金气、润肝木而养心，则肺不受烁，喘自平也。有热倍白薇，盖白薇能去浮热。故小品桂枝加龙骨牡蛎汤云：汗多热浮者，去桂加白薇、附子各三分，名曰二加龙骨汤，则白薇之能去浮热可知矣。

凡下痢病多由湿热。白头翁之苦以胜湿，寒以除热，固其宜也。而产后下痢虚极，似不可不商及补剂；但参、术则恐其壅滞，芩、泽则恐其伤液，惟以白头翁加甘草阿胶汤主之。诚为对症。方中甘草之甘凉清中，即所以补中；阿胶之滋润去风，即所以和血；以此治痢，即以此为大补。彼治痢而好用参、术者，当知所返矣。此为产后下痢虚极者，而出其方治也。

《金匮》附方云：《千金》三物黄芩汤，治妇人未离产所，尚在于草蓐，自发去衣被，露其身体，而得微风，亡血之后，阳邪客入，则四肢苦烦热。然此症，当辨其头痛之与不痛。若头痛者，是风未全变为热，与小柴胡汤以解之。若头不痛但烦者，则已全变为热，热盛则虫生，势所必至，以此汤主之。

长孙心典禀按：附方者，《金匮》本书阙载，而《千金》《外台》等书载之，其云出自《金匮》，后人别之曰附方。

附方：《千金》内补当归建中汤，治妇人产后虚羸不足，腹中刺痛不止，吸吸少气①；或苦少腹中急，摩痛引腰背，不能食饮。产后一月，日得服四五剂为善，令人强壮宜。

徐忠可云：产后虚羸不足，先因阴虚，后并阳虚。

---

① 吸吸少气：呼吸急促微弱。

补阴则寒凝，补阳则气壅。后天以中气为主，故治法亦出于建中，但加当归即偏于内，故曰内补当归建中汤。谓腹中刺痛不止，血少也；吸吸少气，阳弱也。故将桂枝、生姜、当归之辛温，以行其荣卫之气；甘草、白芍，以养其脾阴之血；而以饴糖、大枣峻补中气，则元气自复，而羸者丰，痛者止也。然桂枝于阴阳内外，无所不通，犹恃当归入阴分治带下之病，故又主少腹急，摩痛引腰背，不能饮食者。盖带下病去，而中气自强也。曰产后一月，日得服四五剂为善，谓宜急于此调之，庶无后时之叹！然药味和平，可以治疾，可以调补，故又曰：令人强壮宜。其云大虚加饴糖，以虚极无可支撑，惟大甘专于补脾，脾为五脏六腑之母，止此一条，可以得其生路也。其去血过多，崩伤内衄，方加干地黄、阿胶，以其所伤原偏于阴，故特多加阴药，非产后必宜用地黄、阿胶也。

金匮方论一十一首

小柴胡汤
大承气汤
俱见《伤寒论》
当归生姜羊肉汤
当归三两　生姜五两　羊肉一斤

上三味，以水八升，煮取三升，温服七合，日三服。

若寒多，加生姜成一斤；痛多而呕者，加橘皮二两，白术一两；加生姜者，亦加水五升，煮取三升二合服之。

歌曰：腹痛胁疼腹胁皆寒气作主，无复界限，里急不堪，是内之荣血不足，致阴气不能相荣而急。羊斤姜五蜀归三，于今豆蔻香砂法，可笑医盲授指南。

次男元犀按：方中当归行血分之滞而定痛，生姜宣气分之滞而定痛，亦人所易晓也。妙在羊肉之多，羊肉为气血有情之物，气味腥膻浓厚，入咽之后，即与浊阴混为一家，旋而得当归之活血，而血中之滞通；生姜之利气，而气中之滞通；通则不痛，而寒气无有潜藏之地，所谓发透之，而后攻之者也。苟病家以羊肉太补而疑之，是为流俗之说所囿，其中盖有命焉，知几者即当婉辞而去。

枳实芍药散

枳实炒令黑，勿太过　芍药等分

上二味，杵为散，服方寸匕，日三服。并主痈脓，大麦粥下之。

歌曰：满烦不卧腹疼频，枳实微烧芍等分；羊肉汤方应反看，彼治不烦不满之虚痛，此治烦满之实痛。散调大麦粥稳而新。

长男蔚按：枳实通气滞，芍药通血滞，通则不痛，人所共知也。妙在枳实烧黑，得火化而善攻停积；下以大麦粥，和肝气而兼养心脾；是行滞中而寓补养之意，故痈脓亦主之。

下瘀血汤

大黄三两　桃仁二十个　䗪虫二十枚，去足，熬

上三味末之，炼蜜和为四丸，以酒一斤，煮一丸，取八合顿服之，瘀血下如豚肝。各本略异。

歌曰：脐中著痛瘀为殃，廿粒桃仁三两黄，更有䗪虫二十个，酒煎大下亦何伤？

次男元犀按：产妇腹痛，服枳实、芍药而不愈者，为热灼血干，而为停瘀，其痛著于脐下，宜用此汤。方中大黄、桃仁之推陈下瘀，䗪虫之善攻干血，人尽知之。妙在桃仁一味，平平中大有功力。盖血已败而成瘀，非得生气不能流通，桃得三月春和之气，而花最鲜明似血，而其生气皆在于仁，而味苦又能开泄，故直入血中而和之散之，逐其旧而不伤其新也。

阳旦汤

即桂枝汤倍桂增附。坊本谓加黄芩者，未知《伤寒论·太阳篇》中已明其方也。孙真人及各家俱误。桂枝汤见《伤寒论》。

竹叶汤

竹叶一把　葛根三两　防风　桔梗　桂枝　人参甘草各一两　附子一枚，炮　生姜五两　大枣十五枚，擘

上十味，以水一斗，煎服二升半，分温三服，温覆取微汗。头项强，用大附子一枚，破之如豆大，煎药，扬去沫；呕者，加半夏半升洗。

歌曰：喘热头疼面正红，势欲成痉。一两防桔桂草人参同；同用一两；葛根三两生姜五两附枚一，枣十五枚竹叶一把充。

加减歌曰：头项强者大附抵，以大易小不同体；若为气逆更议加，半夏半升七次洗。

程云来云：症中未至背反张，而发热、面赤、头痛，亦风痉之渐。故用竹叶主风痉，防风治内痉，葛根疗刚痉，桂枝治柔痉，生姜散风邪，桔梗除风痹，辛以散之之剂也。又佐人参生液以养筋，附子补火以制水，合之甘草以和诸药，大枣以助十二经；同诸风剂，则发中有补，为产后中风之大剂也。

竹皮大丸

生竹茹　石膏各二分　桂枝一分　白薇一分　甘草七分

上五味，末之，枣肉和丸，弹子大，饮服一丸，日三夜二服。有热倍白薇，烦喘者加柏实一分。

歌曰：呕而烦乱乳中虚，谓乳子之时，气虚火盛，内乱而上逆也。二分石膏与竹茹，薇桂一分兮草七，分枣丸饮服效徐徐。

加减歌曰：白薇退热绝神异，有热倍加君须记。柏得金气厚且深，叶叶西向归本位；实中之仁又镇心，烦喘可加一分饵。解见本论

白头翁加甘草阿胶汤

歌见《伤寒论》。再加甘草、阿胶各二两是也。师云：产后下利虚极者，此主之。

歌曰：白头翁已见前歌，二两阿胶甘草和；产后痢成虚极症，滋阿胶救其阴而且缓甘草缓其急莫轻过。

次男元犀按：凡产后去血过多，又兼下痢亡其津液，其为阴虚无疑。兹云虚极，理宜大补，然归、芎、芍、地则益其滑而下脱，参、术、桂、芪则动其阳而上逆，皆为禁剂。须知此虚字，指阴虚而言，与少阴症阴气欲绝同义。少阴症与大承气汤急下以救阴，与此症与白头翁汤大苦以救阴同义。此法非薛立斋、张景岳、李士材辈以甘温为主、苦寒为戒者所可窥测。尤妙在加甘草之甘，合四味之苦，为苦甘化阴法；且久痢膏脂尽脱，脉络空虚，得阿胶之滋润，合四味之苦以坚之，则源流俱清而痢自止。

千金三黄散

黄芩一两　苦参二两　干地黄四两

上三味，以水六升，煮取二升，温服一升。多吐下虫。

千金内补当归建中汤

当归四两　桂枝　生姜各三两　芍药六两　甘草二两　大枣十二枚

上六味，以水一斗，煮取三升，分温三服，一日令尽。若大虚，加饴糖六两，汤成纳之于火上，暖令饴消；若去血过多，崩伤内衄不止，加地黄六两、阿胶二两，合八味，汤成纳阿胶。若无当归，以川芎代之；若无生姜，以干姜代之。

门人问曰：《金匮》外尚有可行之法否？

曰：若能熟读而得其精微，任产后之病变百出，无难一举而安之。若逐症而分治之，即千百方尚有遗漏，如《嵩崖尊生》《东医宝鉴》，胪列可谓详矣，试问能愈一症否乎？然而钟期老矣，古调独弹奚为乎？不得已而从俗尚，遂于坊刻各种，择出二十三种，虽云浅率，却不离经，亦姑录之于下。

王叔和曰：产后脉，寸口洪疾不调者死，沉微附骨不绝者生。又曰：沉小滑者生，实大坚弦急者死。朱丹溪曰：胎前脉当洪数，既产而脉仍洪数者死。又曰：胎前脉细小，产后脉洪大者多死。《济生产经》曰：胎前之病，其脉贵实；产后之病，其脉贵虚；胎前则顺气安胎，产后则扶虚消瘀，此其要也。《脉要》曰：欲产之脉，必见离经①，或沉细而滑，夜半觉痛，来朝日中②必娩。新产之脉，缓滑为吉；若实大、弦急，近乎无胃凶危之候；或寸口涩疾不调，恶症立见；惟宜沉细附骨不绝，虽剧无恙。《大全》曰：产毕饮热童便一盏，不得便卧，宜闭目而坐须臾，上床宜仰坐，不宜侧坐，宜竖膝，不宜伸足，高倚床头，厚铺裀褥，遮围四壁，使无孔隙，免致贼风；以醋熏鼻，或用醋炭，更烧漆器，频以手从心撺至脐下，以防血晕、血逆。如此三日，不问腹痛不痛，以童便和酒服五七次。

---

① 离经：指脉搏跳动失常。
② 日中：即午时。

酒虽行血，亦不可多，恐引血入四肢，能令血晕。宜频食白粥，渐食羊肉、猪蹄少许，仍慎言语、七情、寒暑、梳头、洗足，以百日为度。若气血素弱者，不计月日，否则患手、足、腰、腿酸痛等症，名曰褥劳，最难治疗。初产时，不可问是男是女，恐因言语而泄气，或以爱憎而动气，皆能致病。不可独宿，恐致虚惊；不可刮舌，恐伤心气；不可刷齿，恐致血逆；须气血平复，方可治事。犯时微若秋毫，成病重如山岳，可不戒哉。《产宝新书》曰：产后血气暴虚，理当大补，但恶露未尽，用补恐致滞血，惟生化汤行中有补，能生又能化，其方因药性功用而立名也。产后血块当消，而又必随生其新血，若专用消，则新血受削；专用生，则旧血反留。考诸药性，芎、归、桃仁三味，善攻旧血，骤生新血；佐以黑姜、炙草，引三味入于肺肝，生血利气。五味共方，行中有补，实产后圣药也。

长孙男心典禀按：产妇胞衣一破，速煎一帖，候儿头下地即服，不拘半产、正产，虽平安少壮妇无恙者，俱服一二剂，以消血块而生新血，自无血晕之患。若胎前素弱，至产后见危症，不厌频服，病退即止。若照常日服一剂，可扶将绝之气血也。如血块痛，加肉桂三分，红花三分，益母草五钱。如产后劳甚血崩，形色虚脱，加人参三四钱。如汗出气促，人参倍加。

《大全》曰：产后血晕者，由败血流入肝经，眼生黑花，头目旋晕，不能起坐，昏闷不省人事，谓之血晕。此血热乘虚，逆上凌心，故昏迷不省，气闭欲绝也，服童便最好。陈良甫曰：产后瘀血崩心，因分娩后不饮童便，以致虚火炎上也。用鹿角烧灰，童便调下即醒，此物行血极效。又用五灵脂半生、半熟，名独行散；又用返魂丹，即益母丸也。崔氏曰：产妇分娩讫，将秤锤或黄石子入炭中，烧令通赤，置器中，于床前以醋沃之，可除血晕，时作为佳。或先取酿醋以涂口鼻，仍置醋于旁，淬火炭使闻其气。又一法，烧干漆，令烟熏产母之面，即醒；如无干漆，旧漆器烧烟亦妙。单养贤曰：产后寒气上攻则心痛，下攻则腹痛。兼血块者，宜服生化汤加桂末，只加吴茱萸、姜三片助血；若独用诸热药攻寒，其痛难止，其血未免来多，以伤产母也。《产宝百问》曰：产后四肢浮肿，由败血乘虚停积，循经流入四肢，留淫日深，腐坏如水，故令面黄，四肢浮肿。医人不识，便作水气治之，凡治水多用导水药，极虚，人产后既虚，又以药虚之，是谓重虚，多致夭枉，服小调经散，血行肿消则愈。朱丹溪曰：产后肿，必用大补气血为主，少佐苍术、茯苓，使水自利。薛立斋曰：前症若寒水侮土，宜养脾肺；若气虚浮肿，宜益脾胃；若水气浮肿，宜补中气。又曰：产后浮肿或兼喘咳，脉沉细无力，此命门火衰，脾土虚寒，八味丸主之。吴蒙斋曰：新产后伤寒，不可轻易发汗。产时有伤力发热；有去血过多发热；有恶露不去发热；有三日蒸乳发热；有因劳动、饮食停滞发热，状类伤食。要在仔细详辨，切不可发汗。大抵产后大血空虚，汗之则变，筋惕肉瞤，或郁冒昏迷，或搐搦，或便秘，其害非轻。凡有发热，宜与四物为君，加柴胡、人参、炮姜最效。盖干姜辛热，能引血药入血分，气药入气分，且能去恶生新，有阳生阴长之道，以热治热，深合《内经》之旨。朱丹溪曰：产后发热，此热非有余之热，乃阴虚生内热耳，以补阴药大剂服之。必用干姜者何也？曰：干姜能入肺利气，入肝经引血药生血；然不可独用，与补阴药同用，此造化自然之妙。王节斋曰：妇人产后阴虚，阳无所依，浮散于外，故发热；以四物汤补血，以炙干姜之苦温从治，收其浮散之阳以归于阴也。赵养葵曰：产后大失血，阴血暴亡，必大发热，名阴虚发热。此阴字正谓气血之阴，若以凉药正治必毙，正所谓症像白虎，误服白虎必死。此时偏不用四物，有形之血不能骤生，几希之气须当急护，宜用独参汤或当归补血汤，使无形生出有形来，阳生阴长之妙，不可不知也。武叔卿曰：产后阴虚、血弱发热，四物加茯苓，热甚加炮姜。此方全不用气药，是血虚气不虚也。加茯苓者，使气降而阴自生，阴生则热自退。热甚加炒干姜者，取从阳引阴，亦可从阴引阳。微乎！微乎！郭稽中曰：产后乍寒乍热者何？曰：阴阳不和与败血不散，皆令乍寒乍热也。二者何以别之？曰：

时有刺痛者，败血也；但寒热无他症者，阴阳不和也。薛立斋曰：人所主者心，心所主者血，心血一虚，神气不守，惊悸所由来也，当补血气为主。《产宝百问》曰：产后虚羸，渐成蓐劳，皆由产下亏损血气所致。须慎起居，节饮食，调养百日，庶保无疾。若中年及难产者，勿论日期，必须调养平复，方可动作；否则，气血复伤，虚羸之症作矣。薛立斋曰：蓐劳，当扶养正气为主。多因脾胃虚弱，饮食减少，致诸经疲惫，当补脾胃；饮食一进，精气生化，诸脏有所赖，其病自愈。《产乳集》曰：产后小便不通，腹胀如鼓，闷乱不醒，盖缘未产前内积冷气，遂致产后尿胞受病。用盐于脐中填平，用葱白捣一指厚，安盐上，以艾炷葱饼上灸之，觉热气入腹内，即时便通神验。朱丹溪曰：有收生不谨，损破产妇尿脬，致病淋漓，用猪羊胞煎汤入药，参、芪为君，归、地为佐，桃仁、陈皮、茯苓为使，于极饥时饮之，令气血骤长，其胞自完，稍缓亦难成功也。《医暇厄言》曰：女子产育，哺养以乳，乳之体，居经络、气血之间也。盖自寅时始于手太阴肺经，出于云门穴穴在乳上；阴阳继续以行，周十二经，至丑时归于足厥阴肝经，入于期门穴穴在乳下；出于上，入于下，肺领气，肝藏血，乳正居于其间也。萧慎斋曰：妇人以血用事，上为乳汁，下为月水；而血之所化，则本于脾胃，饮食之精微运行，而为乳、为经。产后脾胃之气旺，则血旺而乳多，脾胃之气衰，则血减而乳少，此立斋通乳汁以壮脾胃滋化源为要也。若不顾脾胃以补气血，徒从事于通乳之剂，是犹求千金于乞丐而不可得矣。《达生篇》曰：通乳用黄芪一两，当归五钱，白芷、木通各三钱，以猪蹄汤煎服。薛立斋曰：凡妇人气血方盛，乳房作胀，或无儿饮，痛胀寒热，用麦芽二三两炒熟，水煎服之立消。其耗散血气如此，何脾胃虚弱、饮食不消方中多用之？一云麦芽最消肾。若气血虚而乳汁自出者，宜十全大补汤。

卷　四

杂　病

门人问曰：此书调经、种子、胎前三篇，引经外又参以时法，或附以新论，可谓宜古宜今，贤愚皆可共晓。而产后一篇，杂病一篇，全录《金匮》原文，衬以小注而串讲之，诸家杂说，姑附于后，不加一字论断。一书体例，如出两手，何欤？

曰：群言淆乱衷于圣。仲景后无书可读，而妇人产后，各家各逞臆说，互相议论。余所以止录《金匮》全文，如日月一出，爝①火无光。至于杂病，原与男子无异，而各家竟与男子各病外，强分出病名，转觉多事。然亦有与男子必须分别者，《金匮》第二十二篇中，已具大要；而第八节更为纲举目张，无复剩义。其文深奥难读，余逐节衬以小注，一目了然，则难读而易读矣。其不以新论新案赘之者，恐添蛇足也。且夫学问之道无止境也，前此不过为语下之计，今既读过三篇，从此日新而月异，可以语上，微夫人吾谁与归？

---

① 爝：《玉篇·火部》"爝，炬火也"。亦小火也。

《金匮》云：妇人中风，七八日业已热退而身凉，而复续来寒热，发作有一定之时，因其病而问其经水已来而适断者，盖以经水断于内，而寒热发于外，虽与经水适来者不同，而此症亦名为热入血室，其血为邪所阻而必结，结于冲、任、厥阴之经脉，内未入脏，外不在表，而在表里之间，乃属少阳。故使寒热往来如疟状。发作有定时，以小柴胡汤主之。达经脉之结，仍借少阳之枢以转之，俾气行而血亦不结矣。

此为中风热入血室经水适断者，出其方治也。盖以邪既流连于血室，而亦浸淫于经络，若但攻其血，血虽去而邪必不尽，且恐血去而邪反得乘虚而入也。故以小柴胡汤解其热邪，而乍结之血自行矣。

热入血室，不独中风有之，而伤寒亦然。妇人伤寒寒郁而发热，当其时经水适来，过多不止，血室空虚，则热邪遂乘虚而入之也。昼为阳而主气，暮为阴而主血。今主气之阳无病，昼日明了，主血之阴受邪，故暮则谵语，谵语皆非习见之事。如见鬼状者，医者可于其经之适来，而定其症。曰：此为热入血室，非阳明胃实所致也。既非阳明胃实，则治之者无以下药犯其胃气以及上二焦，一曰胃脘之阳，不可以吐伤之；一曰胃中之汁，不可以汗伤之；惟俟其经水尽，则血室之血，复生于胃腑水谷之精。必自愈。此为伤寒热入血室、经水适来者，详其症治也。师不出方，盖以热虽入而血未结，其邪必将自解，汗之不可，下之不可，无方治之，深于治也。郭白云谓其仍与小柴胡汤，或谓宜刺期门，犹是浅一层议论。

妇人中风，发热恶寒，当表邪方盛之际，经水适来，盖经水乃冲任厥阴之所主，而冲任厥阴之血，又皆取资于阳明，今得病之期过七日，而至八日，正值阳明主气之期，病邪乘隙而入，邪入于里，则外热除，其脉迟，身凉和，已离表症。惟冲任厥阴俱循胸胁之间，故胸胁满，但满不痛，与大结胸之不按自痛，小结胸之按而始痛分别。究其满甚亦如结胸之状，而且热与血搏，神明内乱，而作谵语者，此为热入血室也，治者握要而图，当刺肝募之期门，随其实而取之。何以谓之实邪？盛则实也。此承本篇第一节，而言中风热入血室之症治也。但第一节言寒热已除而续来，此言寒热方盛而并发；前言经水已来而适断，此言方病经水之适来；前言血结而如疟，此言胸胁满如结胸；前无谵语，而此有谵语。以此为别。

然亦有不在经水适来与适断，而为热入血室者，不可不知。阳明病下血谵语者，此为热入血室，其症通身无汗，但头上汗出，当刺期门，随其实而泻之，令通身濈然汗出者愈。此言阳明病，亦有热入血室者，不必拘经水之来与断也。但其症下血、头汗出之独异也。盖阳明之热，从气而入血，袭人胞宫，即下血而谵语，不必乘经水之来，而后热邪得以入之。彼为血去，而热乘其虚而后入；此为热入，而血有所迫而自下也。然既入血室，则不以阳明为主，而以冲任厥阴之血海为主。冲任奇脉也，又以厥阴为主，厥阴之气不通，故一身无汗；郁而求通，遂于其腑之少阳而达之，故头上汗出。治法亦当刺期门，以泻其实，刺已周身濈然汗出，则阴之闭者亦通，故愈。

　　妇人咽中帖帖然如有炙脔，吐之不出。吞之不下，俗谓之梅核病。多得于七情郁气，痰凝气阻。以半夏厚朴汤主之。此为痰气阻塞咽中者，出其方治也。徐忠可云：余治任小乙，咽中每噎塞，咳嗽不出，余以半夏厚朴汤投之即愈。后每复发。细问之，云：夜中灯下，每见晕如团五色，背脊内间酸。其人又壮盛。知其初因受寒，阴气不足，而肝反郁热，甚则结寒微动，夹肾气上冲，咽喉塞噎也。即于此方加大剂枸杞、菊花、丹皮、肉桂，晕乃渐除，而咽中亦愈。故曰：男子间有之，信不诬也。

　　妇人脏躁，脏属阴，阴虚而火乘之则为躁。不必拘于何脏，而既已成躁，则病症皆同。但见其悲伤欲哭，像如神灵所作，现出心病。又见其数欠善伸，现出肾病。所以然者，五志生火，动必关心，阴脏既伤，穷必及肾是也。以甘麦大枣汤主之。此为妇人脏躁而出其方治也。麦者，肝之谷也。其色赤，得火色而入心；其气寒，乘水气而入肾；其味甘，具土味而归脾胃；又合之甘草、大枣之甘，妙能联上、下、水、火之气，而交会于中土也。

妇人吐涎沫，上焦有寒饮也。医者不与温散，而反下之，则寒内入，而心下即痞，当先治其吐涎沫，以小青龙汤主之；俾外寒内饮除，而涎沫可止，涎沫止后，乃治其痞，亦如伤寒表解，乃可攻里之例也。泻心汤主之。此为吐涎沫与痞兼见，而出先后之方治也。

妇人之病，所以异于男子者，以其有月经也。其因月经而致病者，则有三大纲：曰因虚，曰积冷，曰结气。三者，或单病，或兼症，或互病，或相因而为病，或偏胜而为病。病则为诸经水断绝，此妇人之病根也。其曰"诸"者奈何？以经水有多少迟速，及逢期则病，与大崩漏难产之后不来等症，皆可以此例之。无论病之初发，以至病有历年，大抵气不足则生寒，气寒则血亦寒由是冷浸不去，而为积气，着而为不行结，胞门为寒所伤，由外而入内，由内而达外。渐至经络凝坚。经水之源头受伤，则病变无穷矣。然又有上中下之分。其病在上肺胃受之。若客寒而伤近于胃口，则为呕吐涎唾，或寒久变热，热盛伤肺，则成肺痛，其形体之受损则一，而为寒为热，俨若两人之分。病若在中肝脾受之，邪气从中盘结，或为绕脐寒疝；或为两胁疼痛，与胞宫之脏相连，此寒之病也。或邪气郁结为热中，热郁与本寒相搏，痛在关元，脉现出数热，而身无溃烂与疼痒等疮，其肌肤干燥，状若鱼鳞，遇逢交合时着男子，非止女身。此热之为病也。所以然者，何义？盖以中者，阴阳之交也。虽胞门为寒伤则一，而中气素寒者，以寒召寒，所谓邪从寒化是也，中气素热者，寒旋变热，所谓邪从热化是也，病若在下肾脏受之也。穷而归肾，症却未多，经候不匀，令阴中掣痛，少腹恶寒；或上引腰脊，下根气街，气冲急痛，膝胫疼烦。盖以肾脉为阴之部，而冲脉与少阴之大络，并起于肾故也。甚则奄忽眩冒，状如厥颠；所谓阴病者，下行极而上也。或有忧惨，悲伤多嗔；所谓病在阴，则多怒及悲愁不乐也。总而言之曰：此皆带下，非有鬼神。言病在带脉之下为阴，非后人以不可见之鬼神为阴也。久则肌肉削而羸瘦，气不足而脉虚多寒统计十二癥、九痛、七害、五伤、三痼之三十六病，千变万端；审脉阴阳，虚实紧弦；行其针药，治危得安，其虽同病，脉各异源，导其所异之处，即为探源。子当辨记，勿谓不然。

　　此言妇人诸病，所以异于男子者，全从经起也。病变不一，因人禀有阴阳、体有强弱、时有久暂而分。起处以三大纲总冒；通节中又分出上、中、下，以尽病变；后以"此皆带下"四字，总结本节之意。至于言脉，百病皆不外"阴阳虚实"四个字。而又以弦紧为言者，盖经阻之始，大概属寒，即有热症，亦由寒之所变。气结则为弦，寒甚则为紧。示人以二脉为主，而参之兼脉则得耳。

徐灵胎云：古人名妇科谓之带下医，以其病总属于带下也。凡治妇人，必先明冲任之脉。冲脉起于气街，在毛际两旁。并少阴之脉，夹脐上行至胸中而散。任脉起于中极之下，脐下四寸。以上毛际，循腹里，上关元。又云：冲任脉皆起于胞中，上循背里，为经脉之海，此皆血之所从生，而胎之所由系，而带脉为之总束也。学者能明乎带脉之病，则本原洞悉；虽所主之病，千条万绪，可以知其所从起；更合参古人所用之方，而神明变化之，自不至于浮泛不切之弊矣。

问曰：妇人年五十所，七七之期已过，天癸当竭，地道不通。今病前阴血，下利数十日不止，暮即发热，少腹里急，腹满，手掌烦热，唇口干燥，何也？师曰：前言妇人三十六病，皆病在带脉之下。此病属带下。何以故？曾经半产，瘀血在少腹不去。何以知之？盖以瘀血不去，则新血不生，津液不布。其证唇口干燥，故知之。况暮热、掌心热俱属阴。任主胞胎，冲为血海，二脉皆起于胞宫，而出于会阴，正当少腹部分，冲脉夹脐上行，冲任脉虚，则少腹里急。有干血亦令腹满，其为宿瘀之症无疑。当以温经汤主之。此承上节，言历年血寒积结胞门之重症，而出其方治也。尤在泾曰：妇人年五十所，天癸已断，而病下利，似非因经所致矣。不知少腹旧有积血，欲行而未得遽行，欲止而不能竟止，于是下利窘急，至数十日不止。暮即发热者，血结在阴，阳气至暮不得入于阴，而反浮于外也。少腹里急腹满者，血积不行，亦阴寒在下也。手掌发热，病在阴，掌心亦阴也。唇口干燥，血内瘀者不外荣也。此为瘀血作利，不必治利，但治其瘀而利自止。吴茱萸、桂枝、丹皮，入血散寒而行其瘀；芎、归、芍药、麦冬、阿胶以生新血；人参、甘草、姜、夏以正脾气。盖瘀久者，荣必衰；下多者，脾必伤也。

妇人因经致病，凡三十六种，皆谓之带下，经水因寒而瘀不能如期而利，以致小腹满痛，然既瘀而不行，则前经未畅，所行不及，待后月之正期而先至，故其经一月再见者，以土瓜根散主之。此为带下而经候不匀、一月再见者，出其方治也。按：土瓜即王瓜也，主驱热行瘀，佐以䗪虫蠕动逐血，桂、芍之调和阴阳，为有制之节。

寸口脉轻按弦而重按大，弦则为阳微而递减，大则为外盛而中芤；减则阳不自振，为诸寒，芤则阴不守中，为中虚；寒虚相搏，此名曰革。革脉不易明，以弦减芤虚形容之，则不易明者明矣。凡妇人妊娠及行经，必阴阳相维，而后为无病。今见此脉，则不能安胎而半产不能调经而漏下，以旋覆花汤主之。此为虚寒而半产漏下者，出其方治也。但此方与虚寒之旨不合，或者病源在肝，肝以阴脏，而舍少阳之气，以生化为事，以流行为用。是以虚不可补，解其郁聚即所以补；寒不可温，行其气血即所以温软！钱氏谓必是错简。半产、漏下，气已下陷，焉有用旋覆花以下气之理？二说俱存，候商。

妇人陷经，其血漏下不止，其血色黑亦不解，是瘀血不去，新血不生，荣气腐败。然气喜温而恶寒，以胶姜汤主之。此为陷经而色黑者，出其方治也。方未见。林亿云：想是胶艾汤。千金胶艾汤有干姜，似可取用。丹溪谓：经淡为水，紫为热，黑为热极，彼言其变，此言其常也。

妇人少腹满如敦状，盖少腹，胞之室也。胞为血海，有满大之象，是血蓄①也。若小便微难而不渴，可知其水亦蓄②也。若病作于生产之后者，此为水与血俱结在血室也，宜用水血并攻之法以治，大黄甘遂汤主之。此为水血并结在血室，而为少腹满、大小便难、口不渴者，出其方治也。

妇人经水久闭不至者，有虚实寒热之可辨也。又有行而不畅者，如一月再见之可征也。若少腹结痛，大便黑，小便利，明知血欲行而不肯利下，不得以寻

---

①　血蓄：蓄血证。
②　其水亦蓄：蓄水证。

常行血导气、调和营卫、补养冲任之法，迂阔不效，径以抵当汤主之。此为经水不利之属实者，出其方治也。

　　妇人经水闭而不利，其子脏固有凝滞而成坚癖，又因湿热腐变而为下不止，其凝滞维何？以子脏中有干血，其下不止维何？即湿热腐变。所下之白物，时俗所谓白带是也。宜用外治法，以矾石丸主之。此为经水闭，由于子脏有干血，得湿热而变成白物者，出其方治也。

　　妇人六十二种风，腹中血气刺痛，红蓝花酒主之。此为妇人凡有夹风腹中血气刺痛者，出其方治也。言血气者，所以别乎寒疝也。六十二种未详。张隐庵云：红花色赤多汁，生血行血之品也。陶隐居主治胎产血晕，恶血不尽绞痛，胎死腹中。《金匮》红蓝花酒治妇人六十二种风，又能主治痃疟。临川先生曰：治风先治血，血行风自灭。盖风乃阳邪，血为阴液，此对待之治也。红花茎叶且多毛刺，具坚金之象，故能制胜风木。夫男女血气相同，仲祖单治妇人六十二种风者，良有以也。盖妇人有余于气，不足于血；所不足者，乃冲任之血，散于皮肤肌腠之间，充肤、热肉、生毫毛；男子上唇口而生髭须，女人月事以时下，故多不足也。花性上行，花开散蔓，主生皮肤间散血，能资妇人之不足，故主治妇人之风。盖血虚则皮毛之腠理不密，而易于生风也。此血主冲任，故专治胎产恶血。

《灵枢经》云：饮酒者，卫气先行皮肤，故用酒煎，以助药性；疟邪亦伏于膜原之腠理间，故能引其外出。夫血有行于经络中者，有散于皮肤外者，而所主之药亦各不同，如当归、地黄、茜草之类，主养脉内之血者也；红蓝花主生脉外之血者也，川芎、芍药、丹皮、红曲之类，又内外之兼剂也。学者能体认先圣用药之深心，思过半矣。

妇人腹中诸疾痛，当归芍药散主之。此为妇人腹中诸疾痛而出其方治也。寒、热、虚、实、气、食等邪，皆令腹痛，谓可以就此方为加减，非真以此方而统治之也。尤在泾云：妇人以血为主，而血以中气为主。中气者，土气也，土燥不能生物，土湿亦不能生物，川芎、芍药滋其血，苓、术、泽泻治其湿，燥湿得宜，而土能生物，疾痛并蠲矣。

妇人腹中痛，小建中汤主之。此为妇人虚寒里急腹中痛者，出其方治也。

长孙心典按：《伤寒论》云：阳脉涩，阴脉弦，法当腹中急痛，宜小建中汤主之。不瘥，更与小柴胡汤。

问曰：妇人病，饮食如故，烦热不得卧，而反倚息者，何也？师曰：饮食如故者，病不在胃也；烦热者，阳气不化也；倚息不得卧者，水不下行也。此名转胞，不得溺也，以胞系不顺而了戾，故致此病，但无并症。但当其利小便，则胞中之气，使之下行气道，斯胞系不了戾而愈，以肾气丸主之。此为转胞症胞系了戾而不得溺者，出其方治也。了戾与缭戾同，言胞系缭戾而不顺，而胞为之转，胞转则不得溺也。治以此方，补肾则气化，气化则水行而愈矣。然转胞之病，亦不尽此，或中焦脾虚，不能散精归于胞；及上焦肺虚，不能下输布于胞；或胎重压其胞；或忍溺入房；皆能致此，当求其所因而治之也。

　　妇人阴中寒，宜温其阴中不用内服，只以药纳入，谓之坐药，蛇床子散主之。此遥承上节令阴挚痛少腹恶寒症，而出其方治也。但寒从阴户所受，不从表出，宜温其受邪之处则愈。蛇床子温以去寒，合白粉燥以除湿，以寒则生湿也。

　　少阴肾脉滑而数者，滑主湿，数主热，湿热相合，而结于阴分，故令前阴中即生疮，阴中蚀疮烂者，乃经热之盛而生䘌也。以狼牙汤洗之。此为湿热下流于前阴、阴中生疮蚀烂者，出其方治也。狼牙草味酸苦，除邪热气，疗瘙恶疮，去白虫，故取治之。若无狼牙草，以狼毒代之。

　　胃气下泄，不从大便为矢气，而从前阴吹出而正喧，谓其连续不绝，喧然有声。此谷气之实大便不通故也，以猪膏发煎主之。取其滋润以通大便，则气从大便而出，此通而彼塞也。

金匮方一十九首

小柴胡汤方见《伤寒论》

半夏厚朴汤

半夏一斤　厚朴三两　茯苓四两　生姜五两　苏叶二两

上五味，以水一斗，煮取四升，分温四服，日三服，夜一服。

歌曰：状如炙脔帖咽中，却是痰凝气不通，半夏一升苓四两，五两姜三两厚朴二两苏叶攻。

次男元犀按：方中半夏之降逆，厚朴之顺气，茯苓之化气，人所尽知也。妙在重用生姜之辛，以开其结；佐以苏叶之香，以散其郁；故能治咽中如有炙脔之症。后人变其分两，治胸腹满闷呕逆等症，名为七气汤，以治七情之病。

甘麦大枣汤

甘草三两　小麦一升　大枣十枚

上三味，以水六升，煮取三升，分温三服。亦补脾气。

歌曰：妇人脏躁欲悲伤，如有神灵太息长，叹，欠伸。小麦一升三两草，十枚大枣力相当。

魏云：世医竟言滋阴养血，抑知阴盛而津愈枯，阳衰而阴愈躁，此方治躁之大法也。

小青龙汤 歌见《伤寒论》

泻心汤 歌见《伤寒论》

温经汤

土瓜根散

土瓜根　芍药　桂枝　蟅虫各三分

上四味，杵为散，酒服方寸匕，日三服。

歌曰：带下端由瘀血停，不能如期而至，以致少腹满痛。月间再见既瘀而不行，则前经未畅所行，不及待后月正期而至，故一月再见。不循经，经，常也，言不循常期也。䗪瓜桂芍均相等，调协阴阳守典型。

次男元犀按：方中桂枝通阳，芍药行阴，阴阳和则经之本正矣；土瓜根驱热行瘀，䗪虫蠕动逐血，治其本亦不遗其末；无一而非先圣之典型。

旋覆花汤

旋覆花三两　葱十四茎　新绛少许

上三味，以水三升，煎取二升，顿服。

长孙心典禀按：旋覆花咸温下气，新绛和血，葱叶通阳。此方原治肝气着滞之病，于此症只示其意，不可泥其方，故前贤疑此方之错简。

胶姜汤

方未见。或云即是干姜、阿胶二味煎服，《千金》胶艾汤中有干姜，亦可取用。

大黄甘遂汤

大黄四两　甘遂　阿胶各二两

上三味，以水三升，煎取二升，顿服，其血当下。

歌曰：少腹敦形，敦，音对。古器也。《周礼》：磬以乘血，敦以乘食。少腹高起之状相似也。少腹，胞之室也。胞为血海，其满大为蓄血也。小水难，小水难而不渴，亦蓄血也。水同瘀血两弥漫，结在血室。

大黄四两遂胶二，顿服瘀行病自安。

次男元犀按：方中大黄攻血蓄，甘遂攻水蓄。妙得阿胶，本清济之水，伏行地中，历千里而发于古东阿县之井，此方取其以水行水之义也。《内经》谓：济水内合于心，用黑驴皮煎造成胶，以黑属于肾，水能济火，火熄而血自生。此方取其以补为通之义也，然而甘遂似当减半用之。

抵当汤歌见《伤寒论》

师云：妇人经水不利下，此主脉症并实者；否则，当养其冲任之源，不可攻下。

矾石丸

矾石三分，烧　杏仁一分，去皮尖

上二味，末之，炼蜜为丸，如枣核大，内脏中，剧剧者再内之。

歌曰：经凝成癖闭而坚，白物时流岂偶然？蓄泄不时，胞宫生湿，湿反生热，所积之血，转为湿热所腐，而白物时时自下。矾石用三分杏一分，纳时病去不迁延。

烧矾，驱湿热，且涩能固脱；佐以杏仁之苦润，去其干血；一外纳之方，亦兼顾不遗，可知古法之密。

红蓝花酒

红蓝花一两

上一味，酒一大升，煮减半，顿服一半，未止再服。

歌曰：六十二风义未详，腹中刺痛势傍徨；治风先要行其血，一两红蓝花酒煮尝。

张隐庵注解甚详，不再释。

当归芍药散方见胎前

小建中汤歌见《伤寒论》

方意在扶脾以生血，不全恃四物之类也。

肾气丸

干地黄八两　山药　山茱萸各四两　茯苓　丹皮　泽泻各三两　桂枝　附子炮，各一两

上八味，末之，炼蜜和丸，梧子大，酒下十五丸，加至二十丸，日再服。

歌曰：小水不通病转胞，胞由气主一言包；胞之内外空虚，有气充塞，方不游移，其系自正；气虚则胞无所主，其系或致反戾，其溺必难矣。萸薯四两桂附一两，丹泽苓三地八两教。

此方妙在大补肾气，俾气足则胞正，胞正则系正，系正则小便不利而可利矣。

蛇床子散

蛇床子一味，末之，以白粉少许和合相得，如枣大，绵裹纳之，自然温。

狼牙汤

狼牙三两

以水四升，煮取半升，以绵缠箸如茧，浸汤沥阴中，日四遍。

歌曰：胞寒外候见阴中寒，纳入蛇床佐粉安；此温胞益阳外治之善法，为肾气丸之佐也。更有阴中疮䘌烂者，乃湿热不洁，而生䘌也。狼牙三两洗何难？除湿热，杀虫。如无狼牙草，以狼毒代之。

膏发煎

猪膏半斤　乱发如鸡子大，三枚

上二味，和膏中煎之，发消药成，分再服，病从小便也。《千金》云：太医校尉史脱家婢，黄病服此，胃中燥粪下，便差，神效。

歌曰：阴吹症起大便坚，古有猪膏八两传，乱发三丸鸡子大，发消药熟始停煎。

门人问曰：妇人杂病繁多，非笔楮所能尽，《伤寒论》《金匮要略》二书，何一而非妇科之法治乎？然而业此者绝少，通儒未免以集隘未全为议，请于《金匮》外而续补之，何如？

曰：不能续也，不必续也。尔欲续，吾且狥①尔续之。各家近道之言可录者少，今择数条于下。究竟仁者见之谓之仁，智者见之谓之智，善读书者自知之，而修园不赘也。

陈良甫曰：妇人冲任二脉，为经脉之海，外循经络，内荣脏腑。若阴阳和平，则经下依时；如劳伤不能约制，忽然暴下，甚则昏闷。若寸脉微迟，为寒在上

---

① 狥（xùn 训）：通"徇"。

焦，则吐血、衄血；尺脉微迟，为寒在下焦，则崩血、便血，法当调补脾胃为主。修园按：理中汤为要药。李东垣曰：圣人治病，必本四时升降浮沉之理。经漏不止，是前阴之气血已下脱；水泻不止，是后阴之气血又下陷。后阴者，主有形之物；前阴者，精气之门户；前后二阴俱下，是病人周身之气常行。秋冬之令，主肃杀收藏，人身中阳气上浮，杀气上行，则阳生阴长，春夏是也。既病则周身气血皆不生长，杀气不升，前虽属热，下焦久脱，已化为寒，久沉久降，寒湿大胜，当急救之。泻寒以热，除湿以燥，大升大举，以助生长，补养气血，不致偏枯。圣人立治法云：湿气大胜，以所胜助之，风用木上升是也。经云：风胜湿，是以所胜平之，当调和胃气而滋元气。如不止，用风药以胜湿，此是谓也。陈良甫曰：妇人血崩心痛，名曰杀血心痛，由心脾血虚也。若小产去血过多而心痛者，亦虚也。用乌鰂鱼骨炒末，醋汤调下失笑散。武叔卿曰：鹿茸丸治经候过多，其色瘀黑，甚者崩下，吸吸少气，脐腹冷极，则汗如雨，两尺脉微细，由冲任虚衰，为风冷客胞中，气不能固，可灸关元百壮。夫丹溪以紫黑色为热，此言瘀黑者，乃下焦气寒，血凝而黑，各有治法。然女子气海在上，血海在下，故下焦温而后气升血行。如鹿茸以血成形，由气而长，血随气上而成角，故入血分以生升。又以附子、艾叶佐而温之，以赤石脂、禹余粮镇而固之，柏叶清之，归、地、续断补之，诚下元虚寒之全方也。不加人参岂无意焉？而灸关元之意可想矣。武叔卿曰：血虚须兼补气，譬之血犹水也，气犹堤也；堤坚则水不横决，气固则血不妄行，自然之理也。武叔卿曰：五灵脂散，治血崩不止，不拘多少，炒令烟尽，研末，以当归酒或童便调下三钱。一名抽刀散，治产后恶血，心腹痛不可忍，其效如神，真急救之良方也。人家不可不备。并治蛇、蝎、蜈蚣咬，涂伤处立愈。张子和曰：妇人带下，《圣惠方》与巢氏二家之说皆非也。夫治病当先识经络，人身大经有十二，奇经有八脉，十二经与八脉，通身往来。经络共二十道，上下流走环周，昼夜不息。然此十二经，上下周流者，止十九道耳。惟带脉起少腹季胁之端，乃章门穴也。环周一身，络腰而过，如束带之于身。《难经》云：带之为病，溶溶如坐井中。冲任者，是经脉之海也，循腹胁，挟脑旁，传流于气冲，属于带脉，络于督脉。督脉者，起于关元穴。任脉者，女子养胎孕之所。督乃是督领妇人经脉之海也。冲、任、督三脉，同起而异行，一源而三歧，皆络于带脉。冲、任、督三脉，皆统于篡户，循阴器，行廷孔，溺孔上端。冲、任、督三脉，以带脉束之，因余经上下往来，遗热于带脉之间，客热抑郁。热者血也，血积多日不流，从金之化而为白，乘少腹冤热，白物满溢，随溲而下，绵绵不绝，是为白带。多不痛，或有痛者，因壅碍而成也。经曰：少腹冤热，溲出白液冤者，屈滞也。病非本经，为他经冤郁而成，此疾皆从湿热治之。遗热于小肠，从金化而为白，与治痢同法。赤白痢乃邪热入于大肠，赤白带是邪热传于小肠，故治二症，不可骤用峻热药燥之。燥之则内水涸，内水涸则必烦渴，烦渴则小便不利，小便不利则足肿面浮，渐至不起。治法先以导水禹功泻之，次以淡剂降心火、益肾水、下小溲、利水道则愈矣。张子和曰：赤白痢者，是邪热传于大肠，下广肠，出赤白也。带下者，传于小肠，入胞经，下赤白也。据此二症，皆可同以治湿之法治之。方约之曰：带脉总束诸脉，使不妄行，如人束带而前垂也。妇人多郁怒伤肝，肝属木，脾属土，肝邪乘脾，则土受伤而有湿；湿生热，热则流通，故滑浊之物渗入膀胱，从小便而出。古人作湿寒，用辛温药则非矣！丹溪作湿热，用苦温药为是。不知用苦寒正治也，用辛温从治也。如湿热拂郁于内，腹痛带下，非辛温从治，能开散之乎？若少腹不痛，止下赤白带者，虽有湿热，而气不郁结，用苦寒治之为当也。吴梅坡治赤白带下，用自制十六味保元汤，骨碎补、贯众去毛三钱，杜仲、小茴香盐水炒各一钱五分，人参、巴戟各二钱，黄芪、当归、山药、独活、莲蕊须各一钱，石斛、升麻、茯苓各七分，甘草六分，黄柏八分，桂圆肉二枚。又方用六龙固本丸，山药、巴戟肉、山茱肉各四两，川楝子、补骨脂、青盐三钱，汤泡。人参、莲肉、黄芪各二两，小茴香、川芎、木瓜各一两。张路玉曰：冲为血海，即是血室。冲脉得热则迫血下行，男子亦有是症，不独妇人也。《金匮要略·水气篇》云：问病有血分水分，何也？师曰：经水前断，后病水，名曰血分，此病为难治；先病水，后断经水，名曰水分，此病易治。何以故？去水，其经自下也。汪石山曰：凡经先断而后病水，少阴脉沉而滑，沉则在里，滑则为实，沉滑相搏，血结胞门，为血分难治。若先病水，而后病经断，少阳脉牢，少阴脉细，男子小便不利，妇人经水不通；经通则为血，不利则为水，名水分易治。此因脾肺虚冷，不能通调水道，下输膀胱，渗泄之令不行，生化之气不转。东垣云：水饮留积，若土在雨中则为泥，得和气暖日，水湿去而万物自生长；用加减肾气丸，归脾汤，六君子加木香、炮姜、肉桂。

外　科

外科书向无善本，无怪业此者只讲内消、内托、内补、艾灸、神照、针砭、围药、熏洗、开口、收口诸小技，儒者薄之而不言，所以愈趋而愈下也。余少年遇险逆之症，凡外科咸束手而无策者，必寻出一条大生路，为之调理，十中可愈六七。非有他术，盖从《伤寒论》中体认十二经之经气标本，而神明乎三百九十七法，一百一十三方之中也。今于女科杂病后，又附外科四症，以示其概。

眼目

眼科书分为七十二症类，皆不切之陈言，各家从而敷衍之，陈陈相因，曷其有极乎？所以有目不医不盲之诮也。而妇人眼病，与男子颇殊，当以补养肾水，以济冲、任、胞门、血海之血，以目得血而能视也。又肝开窍于目，女子善怀，每多忧郁；五郁皆属于肝，又当以疏肝解郁之药佐之。余新定二方，面面周到。

新定开瞽①神方

茺蔚子隔纸烘　玄参酒浸，各八两　香附为末，以人乳拌五次　柴胡酒拌，烘，各四两　泽泻酒拌，烘　防风黄芪汁拌　白菊花各三两

上为末，炼蜜为丸，如梧桐子大，每服三钱，菊汤送下。

又附方：枸杞子一斤，去蒂并干燥者不用。取羊胆十个，泻汁；用冬蜜十两、山泉水一斤搅匀，将枸杞浸一宿，蒸半炷香。晒干，又浸又蒸，以汁干为度。收藏密贮，勿泄气。每早晚各吞三钱，以桑叶汤送下。

瘰疬

瘰疬者，颈上项侧结聚成核，累累相连。或生于胸胁之间，重者形如马刀，更重者聚成一片，坚硬如

---

① 瞽：眼瞎。

铁，俗名铁板病，必死。凡疬，多起于耳之前后，乃少阴之部位也。女子善怀，每多忧郁，宜逍遥散加贝母、夏枯草、牡蛎、瓜蒌子、青皮之类常服；虚者加味归脾汤最炒。必须灸肩髃二穴、曲池二穴、命门一穴、气海一穴、足三里二穴，方能除根。又取大虾蟆一个，去肠洗净，覆于病上，以艾如大豆样，灸虾蟆皮上，至热气透疬，再灸别处。如虾蟆皮焦，移易灸之。三五日灸一次，重者三次可愈。随服消疬汤：瓜蒌一个捣，甘草汁三钱，皂角一片去弦子，大黄三钱，五味子一岁一粒，水煎服；下秽物愈，未下再服。常服丸方：玄参蒸、牡蛎醋煮、川贝母各半斤，为末，以夏枯草二斤，长流水熬膏半碗，入熟蜜为丸，如梧子大，每服三钱，一日两服，开水送下。此症忌刀针及敷溃烂之药。有丹方用羚羊角，以磁片刮下为末，可用旧明角琉璃刮下为末，尤良。每斤入贝母四两，全蝎三两，蜜丸，空腹服三钱。外用皂角入鲫鱼腹中，煅炭存性，蜜和醋调涂，无不应效。

乳痈　乳岩　附：　乳缩　乳卸

经云：乳头属足厥阴肝经，乳房属足阳明胃经。若乳房忽然肿痛，数日之外，焮肿而溃，稠脓涌出，脓尽而愈，此属肝胃热毒、血气壅滞所致，名曰乳痈，犹为易治。若乳岩者，初起内结小核如棋子，不赤不痛，积久渐大崩溃，形如熟榴，内溃深洞，脓水淋漓，有巉岩之势，故名曰乳岩；此属脾肺郁结，血气亏损，

最为难治。乳痈初起，若服人参败毒散，瓜蒌散加忍
冬藤、白芷、青橘叶、生芪、当归、红花之类，敷以
香附饼，即见消散；如已成脓，则以神仙太乙膏贴之，
吸尽脓水自愈矣。乳岩初起，若用加味逍遥散、加味
归脾汤二方间服，亦可内消。及其病势已成，虽有卢
扁，亦难为力。但当确服前方，补养气血，纵未脱体，
亦可延生。周季芝云：乳痈、乳岩结硬未溃，以活鲫
鱼同天生山药捣烂，入麝香少许，涂块上，觉痒勿搔
动，隔衣轻轻揉之，七日一涂，旋涂旋消；若用行气
破血之剂，是速其危也。更有乳缩症，乳头缩收肉内，
此肝经受寒，气敛不舒，宜当归补血汤加干姜、肉桂、
白芷、防风、木通之类主之。又有乳卸症，乳头拖下，
长一二尺，此肝经风热发泄也，用小柴胡汤加羌活、
防风主之；外用羌活、防风、白蔹火烧熏之；仍以萆
麻子四十九粒、麝香一分，研极烂涂顶心，俟至乳收
上，急洗去。此系属怪症，妇人盛怒者多得之，不可
不识。

瓜蒌散

瓜蒌一个　明乳香二钱　酒煎服。

香附饼

敷乳痈，即时消散；一切痈肿皆可敷。

香附细末，净一两　麝香二分

上二味研，以蒲公英二两，煎酒去滓，以酒调药，
炖热敷患处。

神仙太乙膏

治一切痈疽，不问脓之成否，并宜贴之。

玄参　白芷　当归　肉桂　生地　赤芍　大黄各
一两　黄丹十二两，炒筛

上药用麻油二斤，内诸药煎黑，滤去滓，复将油
入锅，熬至滴水成珠，入黄丹十三两再熬，滴水中，
看其硬软得中，即成膏矣。如软，再加黄丹数钱。

加味逍遥散

治肝经郁火，颈生瘰疬，并胸胁胀痛；或作寒热，
甚至肝木生风，眩晕振摇；或咬牙发痉诸症。经云：
木郁则达之，是也。

北柴胡　茯苓　当归　天生术　甘草　白芍　牡丹
皮　山栀炒黑，各一钱　薄荷五分　老生姜一片　清水煎。

附：妇人阴挺论

阴挺证，坊刻《外科》论之颇详，大抵不外湿热
下注为病。薛立斋以补中益气汤、加味逍遥散、六味
地黄丸、知柏八味丸为主，以当归芦荟丸、龙胆泻肝
汤之类为辅，可谓高人一着，而治之无一效，何也？
盖为前人湿热二字误之也。余在籍时，医道颇许可于
人，治疗三十七载，阅历不为不多，而阴挺症从未一
见，意者古人用心周到，不过所闻而备其病名乎？迨
至辛酉，以县令发直候补，公余之顷，时亦兼理斯道，
方知直隶妇女，十中患此病者约有三四。甚者突出一

二寸及三四寸，大如指，或大如拳，其形如蛇、如瓜、如香菌、如虾蟆不一；或出血水不断，或干枯不润，或痛痒，或顽麻者，以致经水渐闭、面黄少食、羸瘦、咳嗽吐血而寒热往来、自汗盗汗，病成劳伤而死。轻者但觉阴中滞碍，而无其形，或有形亦不甚显，无甚痛害。若经水匀适，尚能生育，时医名之曰瘤，又名吃血劳。所用之药，均无一效。或用刀割，一时稍愈，旋且更甚。余亦尝按前人之法而治之，亦未见效。未知何故？余读《内经》《金匮》《千金》等书，及各家秘藏等本，寻其言外之旨，而参以所见所闻，颇有所悟。因知此症，南人不患，即偶有之，治亦易愈；北人亦常患，治皆罔效，自有其故。盖以南人之阴挺，由于病变，书有其方，按法多效；北人之阴挺，由于气习，病象虽同，而病源则异，所以弗效。其云：气习奈何？北俗日坐湿地，夜卧土坑，寒湿渐积，固不待言。男子劳动而散泄，妇人则静而常伏，至春夏以及长夏，湿得暑气之蒸上腾，有如蒸饭，妇人值经水之适来，血海空虚，虚则善受，且终日坐于湿地，而勤女红，土得人气而渐干，湿随人气而内入，即《金匮》胞门伤寒之义。更有甚者，长夏干土，得雨之后，则土中之虫无不蠕动，一闻血腥之气，虫头上仰，嘘吸其气。虫为阴类，血为阴汁，以阴从阴，毒气并之，即为阴挺之病根。推而言之，即不坐湿地，凡妇人不用便桶，蹲于厕中而便溺，厕中为污秽幽隐之处，更多湿虫之潜伏，其毒气皆能随其血腥之气而上乘之也。余家山中，每见小儿坐于湿地，多患阴茎肿胀，或作痛痒，俗谓蚯蚓吹也。治者揭开鸭嘴含之，以鸭喜食蚓也。或以花椒白矾汤洗之，以椒能胜寒，矾能除湿也。知此而阴挺之病根，更了如指掌矣。医者不察其由，只按成方以施治，无怪病日增剧。更一种渔利之徒，以下水消肿攻毒之峻药，为丸内服；又以蟾酥、硼砂、芒硝、麝香、雄黄、冰片、阿魏、白砒之类外敷，为害更烈，余所以不忍默然而坐视也。余于此治之，初患者以五苓散料，加蜀椒、黄柏、小茴、附子、沙参、川芎、红花之类，蜜丸，每服四钱，一日两服；外以花椒、苦参、苍术、槐花煎汤，入芒硝熏洗；又以飞矾六两，铜绿四钱，五味子、雄黄各五钱，桃仁一两，共为细末，炼蜜为丸，每重四钱，雄黄为衣，纳入阴中，奇效。或久而成劳，经水不利，以温经汤、肾气丸主之。而龟板、鳖甲、蒺藜之类，随症出入加减，亦有愈者，笔楮难尽。惟于《金匮·妇人杂病》，及全部中属词此事，得其一言一字，以启悟机，断无不治之证矣。

续　记

　　傅廉访观察清河时，其弟南安，寄来慎修（修园又号慎修）医书两卷、《东皋四书》文八卷，披阅不倦。题句云："东皋制艺慎修医，万顷汪洋孰望涯？"辛酉，余到直候补，叨识于牝牡元黄之外，此一时之盛事也，亦彼时之仅事也。日者奉委赴热河，禀辞甫出，又传入署。曰：雅著数种，俱经抄录，详加评点，但集中阙妇人阴挺一症，此症北方最多，亦最险逆而难治，必不可阙。若到热河办公，公余当续补之。余答以近日医过两人获效之故，差次繁冗中，尚恐立论弗详，不如即于寓中，走笔书之。书成呈阅，一阅一击节。又问曰：闻二十年前患此者少，自此地种产甘薯，妇人食之，多生此疮，盖以疮形与甘薯相仿也。余曰：此一想当然语，其实不然。甘薯始自闽省，俗名地瓜，性同山药，而甘味过之。闽自福清以南及漳、泉二府滨海处，以此作饭，终身不生他病。《本草从新》谓其：补脾胃，驱湿热，养气血，长肌肉。海滨人多寿，皆食此物之故。《金薯谱》极赞其功。闽人治下痢，以白蜜同煎，食之甚效。妇人患赤白带，用此法亦效，可知其利湿热之功巨也。味甘属土，土能胜湿，可知其利湿之功尤巨也。鄙意以甘薯堪为阴挺症之专药。盖以阴挺之本，不离于湿，而此为探本之治；阴挺之形突出如瓜，而此为象形之治。患者，令其如法服药敷药之外，又以此物代饭，其效当必更速。观察曰：善！请附于前著之后，以补千古之阙，并折一时之疑，洵大方便之一事。